医务社会工作与医院志愿者服务实用指南

Guide Book of Medical Social Work and Volunteer Services in Hospitals

孟馥　王彤　主编

刘中民　名誉主编

文匯出版社

目录

序一

上海市卫生局局长 主任医师 教授 博导 徐建光

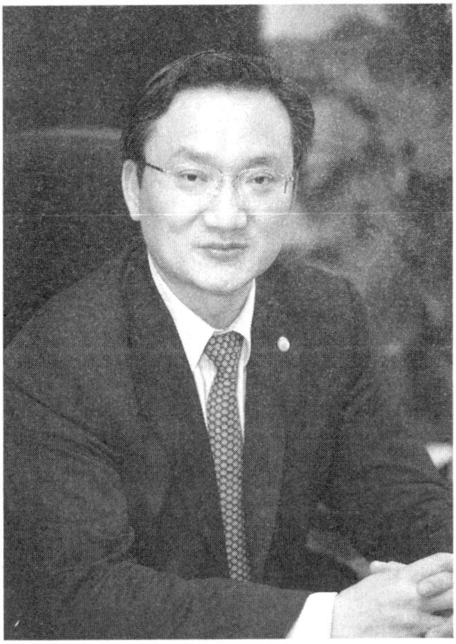

“老吾老以及人之老，幼吾幼以及人之幼”。医务社工和医院志愿者正在以其独特的身份和专业的服务发挥着重要的作用，成为医院精神文明建设一道亮丽的风景线。而此书，正是引导、规范医务社工和医院志愿者实务工作的指导性工具书。

继在中国大陆地区成立第一家医院社工部、召开海峡两岸首次医务社会工作与实践研讨会、成立全国首个省级医学会医务社工专科分会之后，上海卫生系统率先在全市600余家医疗机构全面推广医务社工和医院志愿者工作。通过医务社工和医院志愿者走进医院，走到患者的身边，为患者提供就医帮助、人文关怀、心理关爱、文明倡导等，“用生命温暖生命，用心灵温暖心灵”。这种新型的服务模式不仅迎合了患者心理关怀的需求，弥补了医院服务的盲点，缩短了医院与患者的距离，同时也成为了创建医院人性化服务模式与医院文化建设的有效载体。医院为社会爱心人士搭建服务社会、服务患者的舞台，在服务患者的过程中，志愿者的自我价值得到了社会的认同，精神层面的需求得到了满足，同时也是在传递爱心和传播文明。

上海医务社工和医院志愿者工作在全国卫生系统处于领先的地位。我们有些医院的医务社工工作已经持续了十多年，并积极探索着医务社工和医院志愿者服务模式的本土化，逐步形成了一整套操作性强、行之有效的管理制度和流程，在实践中不断完善和改进，建立管理体系和长效机制，取得了良好的社会效应。我们还有专业学习和从事医务社工工作的医院领导和工作人员，在医务社工学术领域也取得了很好的成绩。可以说，我们上海卫生系统的医务社工和医院志愿者工作已具有良好的实践基础、思想基础和理论基础。

市委副书记殷一璀同志在"上海市医院关爱生命志愿服务行动启动仪式"上对卫生系统医务社工和医院志愿者工作予以高度肯定和评价，认为医务社工和医院志愿者工作极大丰富了志愿者活动的内涵，拓展了志愿者活动的空间。之后殷书记又在市文明委全会、市精神文明建设大会上两次点名表扬卫生系统医务社工和医院志愿者工作。

推进医务社工和医院志愿者工作是顺应卫生事业发展和医疗服务模式转变的需要，是上海医改方案建立"社会支持系统"的需要，已纳入上海市卫生系统文明单位考核内容。我们要进一步提高认识，形成共识，积极推动医务社工和医院志愿者工作；要进一步加强领导，规范管理，将其纳入推进医改、创建文明单位和加强医院管理的重要内容，切实加强领导和管理，确保此项工作取得实质性进展；要进一步依托社会力量，区域联动，让更多爱心人士加入医院志愿者队伍，更好地为患者服务。

我由衷地希望，上海的医务社工和医院志愿者工作适应医改的新形势，形成蓬勃发展、百花齐放的格局，逐步成为与国际接轨，体现时代特征、中国特色的现代医疗服务新模式。

序二

刘中民

上海市东方医院/同济大学附属东方医院院长

主任医师 教授 博导

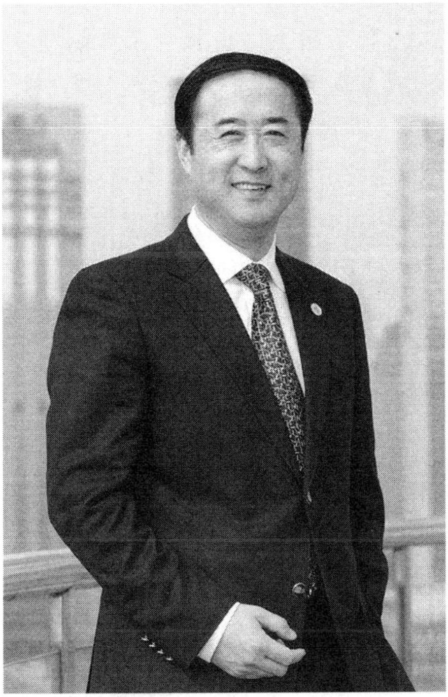

社会工作既是一门学科，又是一种工作方法；既是一种职业，又是一个行业和领域。医疗行业关乎个人、家庭与社会，理应成为社会工作的重要领域。医务社会工作集医学、心理学、社会学、伦理学于一体，是新型交叉性学科，尚属方兴未艾的新生事物。

本书聚焦医务社会工作的实务操作，是一本实用性很强的工具书。它融医务社会工作的理念、实务方法、工作技巧、效果评估等医务社会工作理论体系为一体，在积累大量第一手案例并进行深入分析的基础之上，对医务社会工作进行了必要的概念界定，制定了相对规范的操作流程、操作要点及评估方法，在一定程度上还可以为政府机构或卫生部门制定公共政策提供客观依据。难能可贵的是，本书构建了一个相对完善的理论体系，章节之间具有严密的逻辑自洽性，在卫生系统新一轮医改工作启动实施的当下，使医务社会工作能够形成一门学科并得以持续发展作出了前瞻性的理论探索。

基于以下三点，本书得以付梓问世：

首先为实践经验的累积。在西方发达国家，医疗行业一直是社会工作的重要领域。今天，美国医务社会工作已经走上专业化、社会化、职业化的道路，成为诊疗过程的重要部分。我国大陆地区早在上世纪二三十年代，在北平协和医院、上海红十字医院等曾先后设立社会服务部并开展医务社会工作服务。由于种种原因，医务社工未能持续发展。

2000 年，上海市东方医院在大陆医疗机构中率先恢复设立医务社会工作部，经过 11 年的默默耕耘，先后荣获上海市社会工作示范单位、上海市志愿者服务基地等荣誉，成为复旦大学、香港大学等高校社工系的实习基地。东方医院依托高校，发挥心理咨询与治疗专业委员会专家优势，举办以医务社会工作为主题的国家级继续教育项目，获得多项科研立项。美国、加拿大等海外同行和中国香港地区每年定期来院进行访问；国内各省市的政府部门或医疗机构也多次访问交流，并派出相关人员到社工部观摩学习。东方医院社工部的专业发展之路引起政府部门的关注，中组部、民政部、卫生部、人事部等先后来到东方医院，就医务社工的现状和发展前景进行视察调研，成为国内医务社工领域内的典范。

本书的编委中既有国内社会工作学术界知名学者，又有医院社会工作实务领域杰出代表。二者结合，让本书成为专业医务社工在临床实践中厚积薄发的产物，具有较高的专业性与指导性。

其次是医学模式的转变。现代医学模式呼唤现代医学关注疾病与社会因素的关系，从传统的生物医疗模式到生物—心理—社会医学模式的转变，需要有人实实在在去推动，医务社工恰恰是这一模式转变的实践者和推动者，医务社会工作理应在现代医学模式中占有重要的地位。

医生了解疾病机理，给予针对性治疗，而忙碌的生物医疗模式使其无暇顾及患者的心理、家庭、社会环境的调适，医务社工的介入将为弥补这一缺憾提供契机。在国内医患关系非常态地紧张的大背景下，医务社工在对患者的病情心理安慰和资源协调中发挥着重大作用，成为连接医院和患者之间的桥梁。具体来讲，医务社工可以为患者提供院前、院中、院后连续性服务，开展对患者的心理援助、情绪疏导、干预患者与家庭成员互动障碍或社会交往障碍、提升患者的自助能力、帮助患者寻求获取社会资源、安排患者的康复计划、为患者提供出院转介等服务，使其积极配合治疗，早日康复。医务社工参与诊疗过程，将增加医疗服务的人性化和医学人文关怀色彩，从实践中促进新医学模式的实现。

在医务系统内部，特别是大型医疗机构，对医务社工的潜在需求是非常大的。本书的出版，可谓躬逢其时，踏上了时代的节拍。

再次为人文精神的追寻。公益慈善愈发成为公立医院社工部常态化、专业化工作任务之一。作为医疗资源的转介者，医务社工帮助低收入阶层或确实有困难的患者享有医疗服务，体现着原初意义上的医院的主旨——人类历史上最早的医院是为穷人、朝圣者或无家可归者提供食宿的慈善机构。自2006年以来，东方医院社工部向社会各界筹募善款2 000余万元，设立贫困患者医疗救济基金，通过“心芯相应”“新心启航”等多个爱心项目，使十余个省份、600多位贫困心脏病患者通过手术治疗重拾健康。

对于东方医院来讲，设立社工部，义务做慈善，代表东方医院对社会的一种态度与责任，那就是我为人人、人人为我，从东方做起，从医院做起，从最需要人文关怀的领域做起，影响和辐射到全社会。作为院长，我考虑的不仅是患者，还有医院员工。当代社会，医生是高技术含量、高压力、高风险的职业。在力所能及的范围内，倡导一种“爱在东方”的慈善理念，远比一些文娱活动更能触及人文精神的深处，更能让医护人员体会到职业的崇高与自身的价值。我深信，反思医学神圣使命和现实的差距，回归医院人文精神的初衷，将成为医院持续、和谐发展的新方向。

“有时是治愈，常常是帮助，总是去安慰”。医学永远是饱含人文精神的科学，永远是为了人、为着人的。从这个角度说，本书昭示着医学的社会学作用，铭刻着医务人员对生命神圣、质朴的牵挂。

编者的话

暑来寒往，霜凋夏绿。经过一年多的耕耘与筹备，本书终于截稿，并与广大同仁及读者见面，不禁感慨万分。思毕，留下此残言碎语，欲与同道们分享，以求不吝赐教。

为医者，崇尚仁心仁术；社工者，遵从助人自助。融二者于一体的医务社工则欲求患者心灵与身躯的和谐，情理与肌体的通达，从而助其的治疗与护理效果最大化，助其提升复康阶段的生活质量。而作为医务社会工作领域内一大要素的志愿者（义工）服务，已然成为医务社会工作者推介、实现其理念的重要途径。十年来，包括医院志愿者服务在内的本土医务社会工作从无到有，从青涩到成熟，正经历着一条全新的成长之路，并已处于职业化、专业化发展的重要临界点；同期，东方医院也与业界同道们一起，历经求索与实践，从该领域内的一介生手，到颇有感悟的从业者，一路走来，亲历了医务社会工作在我国大陆的启蒙与破土，有感于医务社会工作之于患者和卫生事业的重要性和紧迫性，并正在见证我国医务社会工作的春天或已到来。

此书的编撰与出版，凝聚了包括东方医院在内的业内同道十年来的经验与体会，集当前沪上医务社会工作理论界与实务界精华之大成。然，虽有众多精粹之士的加盟，但由于学不足修、术不够精，在确立本书之架构时，定有未能触及或穷尽之处。只望区区贡献，能在推动医务社会工作与医院志愿者服务上，略起推波助澜之力。

此书的成功问世，除了上海市卫生局和上海市东方医院领衔外，还承蒙包括复旦大学社会工作系、华东理工大学社会工作系、同济大学医院管理处、交通大学医学院附属上海儿童医学中心、上海市徐汇区中心医院等多家机构的鼎力支持，在此一并道谢。

王　彤

上海市卫生局新闻宣传处处长

上海市卫生系统文明办主任

第一章

社会工作与医务社会工作

Chapter one social work and medical social work

社会工作与社会工作者

医务社会工作起源与发展

医务社会工作者角色

第一节　社会工作与社会工作者

一、社会工作

19世纪末20世纪初，一些发达国家出现了以运用专业方法帮助有困难的群体解决其基本生存问题的职业活动，这就是社会工作。“社会工作”是由“social work”翻译过来的。它是指非营利的、服务他人和社会的专业化、职业化的活动。在国际社会，这类活动还被称为社会服务(social welfare service)。

由于各国、各地区的经济社会结构不同，具体问题不同，人们对社会工作内涵的表述也不尽相同。例如，Fried Lander认为，社会工作是一种以科学的知识和技能协助个人以达到社会与个人满足与自主的专业服务过程。Fink认为，社会工作是一种艺术和科学，它通过提供助人的服务来增强个人和团体的人际关系和社会生活的功能。我国对社会工作有三种不同的理解：普通社会工作、行政性社会工作和专业社会工作。本书主要指专业社会工作，它是在一定的社会福利制度框架下，根据专业价值观念，运用专业方法帮助有困难的人或群体走出困境的职业活动。社会工作是一种专业的助人活动，它注重专业价值，强调专业方法，注重实践、双方合作和多方协同。

二、社会工作者

社会工作是社会工作者的职业行为。社会工作者是遵循社会工作的价值准则，运用社会工作专业方法从事职业性社会服务的人员。社会工作者可以扮演直接服务角色与间接服务角色。

(1) 社会工作者的直接服务角色是指社会工作者直接面对服务对象

的服务活动，在此过程中社会工作者的基本角色有：

服务提供者。社会工作者首先是向服务对象提供服务的人，这里的服务包括提供心理辅导，也包括提供物质帮助和劳务服务，还包括政策信息的提供。

支持者。社会工作者面对服务对象不但要提供直接服务或帮助，还要鼓励其在可能的情况下自强自立，克服困难，进行自我决策，即"助人自助"。社会工作者应该成为服务对象的积极反应的支持者、鼓励者，并应尽量创造条件使服务对象自立或自我发展。

倡导者。在服务对象必须采取新的行动才能走出困境但其对新的行动又不了解时，社会工作者应该成为服务对象采取某种行为的倡导者，即向服务对象倡导某种合理行为，并指导他们，以使他们成功采取行动。

(2) 社会工作的间接服务角色是指为直接服务提供支持性工作。社会工作者间接服务角色包括：

管理者。在社会工作过程中，社会工作者应该对助人过程进行有效控制，即对助人过程有科学的设计，并力图使实际过程能合理、有效地展开。同时，社会工作者要协调、整合诸多资源，以实现助人过程的高效率。

资源筹措者。社会工作者在工作中常常需要联络政府有关部门、福利及服务机构的负责人及同事、志愿组织，甚至向社会争取服务对象所需的资源，并将它们递送到服务对象手中，以满足服务对象的需求。

政策影响者。社会工作者在工作中发现某种问题具有普遍性时，应尽可能向有关政府部门提出建议，制订、修订和完善相关政策。这样可以避免社会问题的再次发生，缓和社会矛盾。社会工作者这时扮演的是政策影响者的角色。

研究者。社会工作者要有效地解决问题，就必须科学评估问题，合理地设计服务方案，准确地理解服务对象的行为，这些需要社会工作者认真地思考问题，给出判断，这时社会工作者是一个研究者。

第二节　医务社会工作与医务社会工作者

一、医务社会工作

医务社会工作自在西方诞生之后，其蕴涵的意义就始终在不断地发展与丰富。在经济社会不断发展、人们健康需求多样化等方面因素的影响下，人们对于医务社会工作的认识也在不断深化。目前对于医务社会工作的定义可大致分为两个方面：一是传统上对医务社会工作的认识，也可以说是医务社会工作的基本含义；二是医务社会工作的现代含义。

医务社会工作的传统定义立足于疾病的治疗与康复过程，以患者的问题为中心。许多学者从这一视角出发，认为医务社会工作的任务就在于解决因疾病所导致的各种社会心理问题，其所关注的重点是在医院里如何开展对患者的社会工作服务。例如，有人就将医务社会工作定义为："医务社会工作就是把社会工作的专业知识与技术运用到医疗、卫生、保健机构中，协助患者及其家属解决与疾病相关的社会、经济、家庭、职业、心理等问题，以改善医疗效果。"

而随着经济社会以及医学实践的发展，人们对于健康的认识也在不断深化，医学模式也由传统的生物模式转向生物—心理—社会模式。所以，医学照顾开始由治疗转向预防，由降低急性病的死亡率转向降低慢性病的发病率，由控制外部的风险（外伤、传染）转向矫治内部的风险（不良的生活行为方式）。在这一转变之下，医务社会工作的内涵得到了全面的发展。现代意义的医务社会工作在传统医务社会工作内涵的基础上，内容拓展至对疾病的预防、对健康的促进与保护等方面。正是基于此，台湾的廖荣利先生在其编写的《医疗社会工作》一书中（在这里，我们认为廖先生所说的医疗社会工作与本书所说的医务社会工作一词具有一致的含义），将其定义为："医疗社会工作以实施医疗卫生保健机构的特性分为医务社会工作、公共卫生社会工作、精神病理社会工作以及复健社会工作等四种。不论哪一种医疗社会工作，主要是运用社会工作的专业知识与技术，对于疾病的预防、治疗、康复、复健以及有关经济的、社会的、情绪的，以及家庭方面的内容所进行的专业服务。”

那么，什么是医务社会工作呢？姚卓英(1978)认为：医务社会工作是社会工作的一环，其目的是协助患者解决其与疾病相关的社会、经济、家庭、职业、心理等问题，以改善医疗效果。而其积极的作用，还在于要协助患者及其家属预防疾病的蔓延与复发，使其能自力更生，重新适应生活。这一定义视医务社会工作为一种协助与服务。

金蔚如(1986)认为：医务社会工作是将社会工作实施于医疗机构中，并且与其他专业，如医学、公共卫生合作，将社会工作的知识、技巧、态度与伦理价值应用在医疗健康领域中。特别强调社会与环境压力所造成的社会功能与人际关系失调，是导致疾病的原因或与疾病有着密切的联系。这一定义侧重医务社会工作的预防与治疗功能。

莫藜藜(1998)则认为：医务社会工作者不仅在医院中扮演重要之“治疗”的角色，并且亦承担“行政事务”的工作，如研究、训练、基金募集管理、社区资源联系与倡导等工作。

上述各种定义虽不一致，但仔细分析起来，仍有一些共同的内涵。学者们所讲的都是关于医务社会工作的性质和对象，只不过由于其服务的范围有大有小，他们所强调的角度各有不同，所以所下的定义也就不尽相同了。

综合上述定义，我们认为医务社会工作应该从广义与狭义两方面去进行界定。狭义的医务社会工作是指在医疗机构中围绕医疗过程所展开的社会工作，其内容主要是协助患者与家属解决与疾病相关的社会心理问题，协调医患关系，发掘与提供患者所需之社会资源等。从广义上来说，医务社会工作就是把社会工作的专业知识和技术应用到医疗、卫生、保健领域，协助患者及其家庭解决与疾病相关的社会、经济、家庭、职业、心理等多方面的问题，在这一过程中，医务社会工作者注重对影响健康的社会心理因素的探索，积极开发社区与社会资源，促进对疾病的预防和对健康的保护。

二、医务社会工作者

医务社会工作者是遵循医务社会工作的价值准则，运用医务社会工作专业方法从事职业性社会服务的人员。医务社会工作者扮演的角色有如下几种：

1. 医务社会工作者对患者所扮演的角色

在患者的整个治疗过程中，医务社会工作者扮演的角色因患者的情况不同而有所区别。一般而言，以入院许可、计划出院及追踪为主。

（1）入院许可：帮助患者决定其是否能接受医院的治疗方案，对患者接受住院治疗予以支持及说明，提供有关医院运作程序的信息；

（2）计划出院：为出院而作的计划，应是一个患者入院时即开始的持续过程，医务社会工作者可利用早期和患者建立的关系，制订患者出院后的后续跟进计划；

（3）出院追踪：医务社会工作者参与患者出院后的追踪，对患者负起一定责任，最重要的是帮助患者处理生活情境中的压力。

2. 医务社会工作者对患者家属所扮演的角色

医务社会工作者所提供的主要服务之一是直接提供给患者家属的，包括入院许可、住院期间和出院计划方面的服务。

（1）入院许可方面，包括：①和医院建立、疏通关系；②提供必要的信息；③帮助患者家属处理与患者的疾病及住院有关的情绪困扰；④整合社会资源以增加对患者的帮助。

（2）患者住院期间的社会服务，包括：①帮助处理因住院而产生的问题；②帮助家属端正态度和行为；③对患者在医院中的情况，提供给患者家属有关的信息并给予支持；④帮助预防处理出院后可能产生的问题；⑤对患者家属的问题予以转介。

（3）出院计划的准备，包括：①帮助家属端正态度；②帮助家属掌握家庭护理等必要技巧。

3. 医务社会工作者在医院扮演的角色

（1）医务社会工作者在各科中与医生、护士、物理治疗人员、营养师等组成医疗团队，为促进患者的康复、增进患者的身心健康而互相配合，进行工作；

（2）社会服务工作人员应具备与其他医护人员和睦相处的能力，能透过良好的人际关系，协助医护人员了解医务社会工作的功能以及患者的特殊需要，在工作上相互配合；

（3）有关患者事宜的联络：①介绍患者到社会服务室；②凡社会服务室受理的患者，医务社会工作者都应与主要医护人员经常联系；③凡经医务社会工作者给予辅导的患者，主治医师或护士长应经常与负责该患者的医务社会工作者交流治疗情况；④医务社会工作者要定期参与各科会诊，在会诊中与医护人员交换有关协助该患者的意见；⑤医务社会工作者应尽量参与医师的个案讨论会，或由社会服务部召开的个案讨论会，邀请该患者的主治医师、护士等医护人员参加，就该个案的特殊问题进行研讨；⑥借医师会向全体医护人员宣传疾病的社会与心理层面的知识。

随着医疗技术的发展和社会的进步，医务社会工作的功能越来越多，服务范围也日益扩大，在整个医疗服务体系中的作用日益凸现出来。因此，在建立医务社会工作制度的同时，不应忽略任何实施领域，应在服务功能、职责与重要性上优先考虑，也就是要以患者及患者家属最基本的需求为基础，而后考虑其他的相关因素，使之能显现医务社会工作的辅助功效。

在医务社会工作日益受重视的今天，其功能也日趋多元化，而医务社会工作者的角色也日渐复杂。医务社会工作者除了在医护人员及医院其他工作人员、患者及患者家属中担负起沟通协调的角色外，还需运用其专业知识解决患者因疾病而产生的各种问题，发挥医务社会工作的服务理念、助人精神，为医院、患者、国家和社会做出贡献。

第三节　医务社会工作起源和发展

一、医务社会工作的萌发和诞生

国际上医务社会工作历史悠久，最早萌芽于中世纪天主教会开办的慈善服务和医疗救助。16世纪，英国的“施赈者”在医院里做救济贫困患者的工作，成为医务社会工作者的雏形。

而现代意义的医务社会工作起源于西方19世纪末和20世纪初。当时西方发达国家人口结构发生巨大变化，大量移民的进入和人们对于疾病治疗观念的变化，不仅需要没病，还需要健康和尊严；人们关于社会因素和心理因素对健康影响的认识也发生了变化，认为疾病不仅仅是生理上的问题，社会和心理因素也严重影响疾病的发生、发展和预后。这为医务社会工作的发展搭建了平台，提供了空间。

1895年，英国伦敦皇家免费医院（Royal Free Hospital）开始聘用社会工作者为患者解决因疾病而产生的社会问题。它的基本功能是提供免费服务申请，审核接受服务资格与条件和给患者提供转介服务。1905年，美国马萨诸塞州总医院的查德·加博（Richard Cabot）医生聘用了首位社会工作者，这标志着医务社会工作专业服务正式诞生。1936年，巴克在美国儿童福利局开设医务社会工作课程，标志着社会工作由医院服务阶段转入医务社会工作阶段。1946年，世界卫生组织提出全人健康概念，特别是1970年生物医学模式的转变，医务社会工作的内容已由单纯的医院服务扩大到所有与生理、心理、社会健康有关的领域，进入健康照顾处境下的社会工作阶段。

二、西方医务社会工作发展经历的三个历史阶段

（1）医务社会工作发展初级阶段（从1905年美国创建医院社会工

作部至 1945 年“二战”结束)。这个阶段的社会工作主要受心理学学科和生物医学模式影响,医院的社会工作服务方案分为一般医疗和精神科两部分。

(2) 医务社会工作迅速发展阶段(从 1946 年世界卫生组织提出新的健康概念到 20 世纪 70 年代)。这个时期的医务社会工作主要受社会学和社会医学学科影响,医务社会工作专业服务发展出多元化的治疗技术,如家庭治疗、社会适应和危机调适。

(3) 医务社会工作转型和健康社会工作时期(从 20 世纪 70 年代福利国家改革和医学模式转变至今)。在这个时期,医务社会工作受到心理学、社会学、经济学等多学科影响,服务对象由微观个人、中观社区和组织扩大到社会环境与制度。社会工作也相对注重行政管理、质量控制、出院计划等,减少医疗资源的浪费。

三、我国医务社会工作的发生和发展

我国台湾地区于 1949 年首先在台北医院成立社会服务部。1967 年,台湾省立医院普遍成立社会服务部,至 1985 年社会工作被纳入医院评鉴项目,1989 年正式开展医院社会工作。1990 年台湾颁布的医院评鉴标准中明确规定设立社会工作部是必备条件,并应是独立部门,有专业人员,其中主任、督导资格有严格的学历要求,工作内容除个案、团体(小组)工作以外,应有报表、记录及工作手册等。

香港社会工作的发展深受英国的影响。1939 年,由一位英籍人士和四位华人开始了主要以物质和经济援助、辅导、服务转介和志愿者协调为主要工作的社会工作。70 年代香港的社会工作进入了黄金时代,此时社会工作许多服务模式开始创建,包括医务社会工作。从 1982 年 10 月开始,政府医院的医务社会工作被纳入社会福利署的管理范围,医务社会工作得到大力发展。

大陆医务社会工作起源于北京协和医院。美国洛克菲洛基金会于 1920 年选派浦爱德(Ida. Pruitt)女士到北京协和医院筹建社会服务部,经过一年的筹备，社会服务部于1921年正式成立，开创了中国医务社会工作的先河。协和医院社会服务部建立时只有两名工作人员，以后每年各大学社会系选送1～2名毕业生到协和医院社会服务部工作，金陵大学、清华大学、齐鲁大学和沪江大学也向协和输送毕业生。

大陆医务社会工作创建初期主要借鉴西方工作模式，其主要工作还局限于医院。主要职责是为患者解决因疾病而带来的问题，如经济困难、家庭矛盾、心理问题和出院随访等，还协同医院寻求血源、解决医院用血困难等。当时社会工作部有规范的查访、讨论、督导和带教制度，有明确的等级和严格的入行规定，为协同医院了解患者社会情况、解决患者社会困难、提高医疗服务质量做出了重大贡献。

20世纪30年代，大陆的各大医院在协和医院社会工作部的帮助下纷纷建立了医院社会服务部。1930年的济南鲁大医学院附设医院，1931年的南京鼓楼医院、上海红十字医院、上海仁济医院、重庆仁济医院以及1932年的南京中央医院都设立了医疗社会服务部，在医院和患者之间发挥着作用。1934年协和医院鼎盛时期，医院社会服务部有30个专业人员，分派到各个科室和部门1～2名，社会工作者主要“为每一个人找到他在世界中的位置”。浦爱德对中国社会工作最大的贡献，是使医务社会工作有了建制化的机构，并使这个机构形成了独具特色的运行模式。

改革开放以后，大陆的大学院校恢复了社会工作的教育和课程设置，医务社会工作逐渐萌生。1991年中国康复研究中心正式开始了专业社会工作服务，在全国较大城市及发达地区首先开始了医务社会工作的尝试。2000年，上海市东方医院成立了社工部，成为改革开放之后大陆地区首家正式成立社工部的医院。之后，上海、北京等近30家公立医院设立了社会工作部，其中包括上海儿童医学中心、北京朝阳医院、北京大学第六人民医院和广东江门市残联康复医院等。1999年底上海浦东新区社会工作协会成立，设有医务社会工作专业委员会，成为大陆第一个地方民间医务社工学术机构；2010年12月，中国医院协会医院社会工作暨志愿者服务工作委员会在北京成立；2011年3月，国内首个地方省级医学会医务社会工作学专科分会在上海成立。

编写者

范　斌　华东理工大学社会工作系教授、博导

秀庆英　上海交通大学医学院附属儿童医学中心副研究员、香港大学社会工作硕士

第二章

医务社会工作者的任职基础与要求

Chapter two basic qualifications and requirements of medical social workers

医务社会工作者知识基础与专业能力

社会工作的价值观、专业伦理和专业守则

医务社会工作者的执业资格

第一节　医务社会工作者的一般能力

医务社会工作者（简称“医务社工”，下同）在提供服务的过程中，有一些能力是所有其他能力体现的基础，这些能力的具备与否直接导致服务的成败和对一名合格的医务社工的评判。具体来说，这些能力包括两大方面，一是知识基础，一是工作能力。

一、知识基础

医务社工的知识基础不同于其他领域，因为服务领域的特殊性，医务社工往往被要求同时具备医学专业和社会工作专业两个学科的基本常识作为其服务的基础。具体如下：

1. 医学专业知识

了解和掌握常见病、慢性病和传染病的基本常识，包括疾病的发生、发展、临床症状、主要并发症、治疗原则和预后转归等；了解医院主要临床科室、行政职能部门和后勤保障系统的运行和职责；了解本国（本地区）范围内的医疗相关政策和社会资源。除此之外，还必须了解一些主要的医学科目常识，包括系统解剖学、组织学和胚胎学、生理学、病理学、药理学、护理基础理论、免疫学、诊断学、医学心理学、精神病学、医学遗传学、内科学、外科学、妇产科学、儿科学、中医学、医学伦理学、医学社会学等。

2. 社会工作专业知识

掌握社会工作学科内的全部基础知识和实施技巧，能运用个案、小组和社区等专业方法对不同服务对象实施干预；能恰当运用社会资源对服务对象进行帮助；能独立策划、制定、实施不同的医务社会工作服务项目。此外，还必须通晓社会工作专业内的主要科目，包括社会学概论、社会工作概论、社会统计学、社会调查研究方法、个案工作、小组工作、社区工作、社会行政、社会工作实务、人类行为与环境、社会心理学、社会保险与社会福利、心理学、变态心理学、临床心理学、组织社会学、青少年社会工作、老年社会工作、妇女社会工作、学校社会工作、残障社会工作、家庭社会工作、医务社会工作等。

二、工作能力

这里所指的一般工作能力包括：团队合作能力、独立工作能力和人际关系处理能力等。

1. 团队合作能力

很多时候，医务社工往往需要与患者所在科室的医生、护士、医院行政人员和心理科医生等合作工作，也有的时候，医务社工需要和本部门的其他同事一起开展工作。因此，一定的团队合作能力是一名医务社工必备的基本核心能力之一。

2. 独立工作能力

在开展个案服务或进行探访时，一般是医务社工独立进行的。而其他服务的某些环节，如小组活动的方案设计、评估报告的撰写等，也要求由社工个人首先完成基础工作。因此，具备独立工作的能力是作为一名医务社工所必须的。

3. 人际关系处理能力

在开展服务或日常部门管理过程中，医务社工需要与方方面面的人接触，良好的人际关系处理能力不仅有助于完成社工部所要求的服务目标，而且有助于提升社工部及医务社工个人的形象。

第二节　医务社会工作者的专业能力

医务社工的专业能力主要指其在处理日常工作中必须具有的一

些普遍性技能，这些技能包括：会谈能力、危机评估能力、支持能力、咨询能力、转介能力、个案管理能力、使能能力、协调能力、资源中介能力等。

1. 会谈能力

会谈能力是指会谈人员所具备的较好完成会谈任务的特殊能力，包括思维能力、观察能力、反应能力和表达能力。会谈能力可以分为专业能力和特殊能力两大类。专业能力又称智力，是指多种活动所必需的能力。记忆能力、观察能力、想象能力、思维能力等都属专业能力，通常用智力商数来测量。特殊能力是指在专业活动中所需要的能力，如数学能力、专业鉴赏能力、谈判沟通能力、组织管理能力和心理学技巧的运用等。这一能力广泛存在于医务社工的所有日常服务过程中。

2. 危机评估与管理能力

指医务社工在第一时间发现患者的危机事件，并对其作出合理评估和处理的能力。包括对于患者危机事件出现的洞察力、对于危机源的判断、对于危机程度的评估、对于危机的干预方法的选择和运用等。这一能力主要运用于急诊患者、突发事件的受害者、危重疾病患者及其家属的干预过程中。

3. 支持能力

指医务社工重视患者的个体感受，通过倾听、照护、陪伴等手段给予患者及其家属身、心、灵全方位支持的能力，并在这一过程中，注重周边资源对于患者及其家属的个人成长和潜力提升的支持性作用。这一能力对于恢复和建立患者及其家属的自信心具有重要意义。

4. 咨询能力

咨询实际上是一个发现问题、分析问题、解决问题并不断进行知识转移的过程。在这个过程中，医务社工需要与患者及其家属不断地沟通和交流，不断对问题进行分解，提出问题可能的解决办法，并不断地证明这些方案的可行性。这就要求医务社工必须有合理假设的能力、结构化思维的能力、快速学习的能力、良好的沟通表达能力和信息提供的能力等。

需要指出的是，在咨询的过程中，医务社工自始至终都是辅助者的角色，帮助患者及其家属通过咨询得出最终目标或作出决定，而非替代患者及其家属去作最终的选择和决定。

5. 转介能力

转介在社会工作服务中具有重要意义。通过转介，可以使案主得到更高层次或更为专业的服务。医务社工应具备必要能力，通过评估以发现患者及其家属的进一步服务需求（或本部门的服务资源已无法满足其服务需求），并能通过合理途径将其转至其他部门（如临床心理科等）或机构（如养老院、儿童福利院等）。

6. 个案管理能力

指医务社工运用专业方法评估患者及其家庭的需要，在适当的时候安排、协调、监管、评估和争取包括多种服务的一揽子服务，满足患者及其家属的多种需要的能力。这一能力的运用在某些情况复杂的患者身上尤为明显，如：遭遇交通事故的贫困者、遭遇家庭暴力而致重大创伤的女性患者等。

7. 使能能力

指医务社工不断通过各种方法，使患者及其家属不断获得支持、能量、帮助和照护，逐渐建立或恢复原先状态，甚至超越原先状态，摆脱当前使能状态，激发和提升其个人潜能的能力。

8. 协调能力

指医务社工在日常工作中处理患者及其家属与医护团队或医院、社工部与医院其他部门或院外机构、社工与临床医护人员，或本部门内上下级之间关系，或对于突发事件控制和处置的能力。

9. 资源中介能力

指医务社工根据患者及其家属的需要，提供各种可用社会资源的信息和获得渠道，并引导、帮助其最终获取所需资源的能力。

第三节　医务社会工作者的执业要求

在具备了以上的一般能力和专业能力，在医院开展专业服务前，医务社工还应符合其执业的要求。这一要求总体上遵循社会工作者的普遍职业要求。具体来讲分为两个层面，一个层面是经过专业学习后，作为一名社工从内心认同并在执业过程中严格遵守的规范，如：社会工作的价值观、专业伦理和职业专业守则；另一个层面是社工通过国家规定的合法途径而取得的资格，如：国家社会工作者职业资格和国家社会工作者职业等级。

一、社会工作的价值观、专业伦理和专业守则

1. 社会工作的价值观

社会工作价值观是社会工作实践的灵魂，是社会工作者的精神动力。作为一种专业价值观，它的基础是社会主流价值和社会工作专业的独特追求。一般而言，社会工作价值观，是指一整套用以支撑社会工作者进行专业实践的哲学信念，以人道主义为基础，充分体现了热爱人类、服务人类、促进公平、维护正义和改善人与社会环境关系的理想追求，激励和指导着社会工作者的具体工作。

社会工作价值观具有理论作用和实践作用，理论作用是构成专业社会工作的必要条件之一，是确定社会工作专业使命或目标的根据，是专业教育的核心内容；实践作用主要是社会工作者的实践动力，通过社会工作专业伦理标准这种形式，可以知道社会工作者的实践是促使社会工作者个人成长的有效力量，也是维系社会期望和社会工作专业服务关系的关键。

社会工作价值观具体包括：①承认个人本位；②尊重与案主关系的隐

私;③投身于为满足社会认可的需求的社会改变中;④愿意保持个人感觉和需求与专业关系的区别;⑤愿意向他人传递知识和技巧;⑥尊重和欣赏个人和群体的差异;⑦尽力发展案主的能力以帮助他们;⑧即使遇到挫折也愿意以案主的名义不懈努力;⑨投身于社会正义和社会中所有人的经济和精神福利过程中;⑩承诺个人和专业工作的高水准。

此外,以下几点被视作社会工作的核心价值观:

(1)对服务对象的接纳。在专业服务过程中,社会工作者要从内心接纳服务对象,将他们看成是工作过程中的伙伴,对服务对象的价值偏好、习惯、信仰等都应该保持宽容与尊重的态度,绝不因为服务对象的生理、心理、种族(民族)、性别、年龄、职业、社会地位、信仰等因素对他们有任何歧视,更不能因为上述原因而拒绝为服务对象提供社会服务。在这里,接纳是指社会工作者对服务对象的价值观与个人背景特征等的一种包容,也是专业社会工作者对服务对象统一的服务态度,是工作者与服务对象建立专业关系的重要前提。

(2)对服务对象的尊重与包容。对服务对象的尊重不仅在于对服务对象保持符合社会文化习俗的礼节与称谓,更重要的是要认识服务对象自身的生命价值和基本权利,充分保障他们获得基本资源和可靠的专业服务的权利,帮助他们解决困难,满足他们的生存和发展的需要。具体地说,社会工作者不能将自己的价值观强加于服务对象,更不应该指责和批判服务对象的言行和价值观,也不能向服务对象发泄自己的负面情绪。

(3)注重个别化原则。每个人都应当有权利和机会发展个性,社会工作者应当尊重服务对象的个体差异,不应当使用一般或统一的服务方法回应他们的独特需要,要充分考虑到服务对象在性别、年龄、职业、社会地位、政治信仰、宗教以及精神或生理状况等方面存在的差异,及其价值观与社会主流价值之间可能存在的冲突。尊重个别化需求,充分挖掘个人潜能是社会进步的标志之一。

(4)自决与知情同意。在社会工作实践中,社会工作者要与服务对象保持良好的沟通。社会工作者有义务向服务对象提供必要的信息。服务对象有权利在充分知情的前提下选择服务的内容、方式，并在事关服务对象利益的决策中起到主导作用。如果服务对象没有能力进行选择和决策，社会工作者应根据法律或有关规定由他人代行选择和进行决策。自决权是个人尊严的体现，一般情况下，不主张社会工作者代替服务对象做决定，因为这样做可能不利于服务对象发展自尊和挖掘自身潜能。

（5）强调为服务对象保密。社会工作者应当保护服务对象的隐私。未经服务对象同意或允许，社会工作者不得向第三方透露涉及服务对象个人身份资料和其他可能危害服务对象权益的隐私信息。在特殊情况下必须透露上述信息时，社会工作者应向机构或有关部门报告，并告知服务对象有限度公开信息的必要性及采取的相关保护措施。如果在紧急情形下，必须打破保密原则而来不及提出报告时，社会工作者应当在事后提供相关的证据并补办手续，以记录必要的工作程序。

2. 社会工作的专业伦理

社会工作伦理属于职业伦理，其标准体系即伦理守则是社会工作专业本身对从事专业社会工作的个人所提出的行为标准和道德理想，集中反映了社会工作专业的价值，是社会工作制度化的必要内容和显著标志之一。

社会工作伦理守则的意义在于：它是社会工作者自我约束的道德规范；它是社会工作者对服务对象的准则，也是服务对象要求社会工作者协助的依据；它是社会工作者与服务对象间共信的保护和保障的标准，也是与其他专业者共信互信的媒介；它是社会人士评价的标准。其特点为：

（1）统一性。每一位社会工作者都应遵守统一的专业伦理守则内容，不论其职务、工作性质、工作内容、年龄、性别、种族、政治和宗教信仰等差异如何。

（2）约束性。社会工作常常涉及到敏感、复杂的人际、心理、行为、政治和文化内容，工作态度和道德行为对工作成效和专业形象至关重要，所以社会工作专业对成员的伦理行为一定要从严要求，既严格限制与专业价值相悖的言行，又积极鼓励与专业价值相符的表现和知识创新。同时，社会工作伦理守则不仅与该行业人员的工作资格和未来发展有关，而且与某些法律条文相一致。因此，违背职业伦理标准将可能产生一系列的严重后果，包括承担法律责任。

(3) 确定性。社会工作伦理守则见诸文字，条文清晰，限制明确，体系完整，要求社会工作者在专业伦理标准和行为后果方面保持清醒、理性的认识，避免它们之间产生冲突。

总体来看，社会工作专业伦理的内容基本包括下列几方面：

(1) 社会工作者对服务对象的伦理责任。主要包括：对服务对象的义务、自我决定、知情同意、实践能力、文化能力、利益冲突、隐私和保密等。

(2) 社会工作者对同事的伦理责任。主要包括：尊重、保密、合作、咨询、服务的转介等。

(3) 社会工作者对服务机构的伦理责任。主要包括：遵循督导和辅导、教育和培训、服务对象档案管理、服务对象的转介、行政管理等方面的要求。

(4) 社会工作者作为专业人员的伦理责任。主要包括：增强自己的实践能力和个人道德要求等。

(5) 社会工作者对社会工作专业的伦理责任。主要包括：保障专业的完整性，遵循评估和研究等方面的要求。

(6) 社会工作者对全社会的伦理责任。主要包括：促进社会福利、公众参与、参与解决公共危机事件、参加适宜的社会行动等方面的要求。

从社会工作专业伦理内容来看，它主要强调了三方面的基本原则：

(1) 社会工作者要以服务对象的利益为重，以满足服务对象的需要为优先考虑，保护服务对象的合法权益不受损害。

(2) 坚持专业价值高于个人价值，在个人价值与专业价值发生冲突时，社会工作者要坚守专业信念和原则。

(3) 坚持专业伦理的权威性，并坚持自我约束，积极推动专业服务和活动的发展，促进专业的全面发展。

3. 社会工作的专业守则

纵观各国(或地区)的社会工作行为准则,主要包括如下方面:

(1) 尊重受助者的利益;

(2) 严守受助者秘密;

(3) 公平服务大众;

(4) 重视同僚工作;

(5) 恪守公私界限;

(6) 维护社会正义;

(7) 信守机构政策;

(8) 充实社会工作知识和能力;

(9) 促进专业发展;

(10) 约束不当行为;

(11) 增进公共福利;

(12) 共同执行守则。

在我国,目前还没有统一的社会工作行为准则,但在实践层面有以下共识,具体内容有如下几点:

(1) 以人为本,服务社会;

(2) 协助政府,为民排忧解难;

(3) 依法行政,公正无私;

(4) 坚持普遍与个别相结合的原则;

(5) 坚持倾听与沟通;

(6) 工作中同事间密切配合、相互支持;

(7) 坚持政策与管理的理性原则,注重服务中的人情味;

(8) 平衡服务对象个人利益、需求与社会经济发展要求之间的差异。

二、医务社会工作者的执业资格

同所有领域的社工一样,医务社工在正式开展服务前,须取得国家认可的执业资格。目前由国家层面组织进行的资格认定考试包括国家社工职业资格鉴定(由国家劳动与社会保障部制定并操作,详见附件三)和全国社会工作者职业水平考试(由国家民政部与人事部制定并操作,详见附件二),并在考试合格后获得由国家主管部门颁发的资格证书。

编写者

张一奇　上海市东方医院/同济大学附属东方医院社工部注册社工、香港大学社会工作硕士

第三章

医院社工部的设置与服务范围

Chapter three constitution and services of social work department in hospitals

医院社工部的设置

医务社会工作者的岗位职责

医务社会工作的服务范围

第一节　医院社工部的设置与定位

一、医院社工部的设置

医院中的社工部通常以“医院社工部”命名，或简称“社工部”。社工部是整个医院系统中的一个组成部分，它与医院系统中的其他部门一样，是一个独立的职能部门。社工部与医院的各个科室一样应属于一级科室。在从属关系上，它既可以独立于传统的医院行政、临床和后勤三大条线之外，也可以作为医院的职能部门。在整个医院的运作中，社工部与其他部门一起，协同工作并发挥各自的职能，通过共同的努力实现医院的使命和目标。

二、社工部的定位

1. 关系定位

作为一个独立的职能部门，社工部与医院其他部门之间的关系应强调合作与中立。合作是指社工部的工作所发挥的支持和协助的作用，如社工部向临床部门提供关于患者及其家庭的信息，协助临床医护人员进行诊断、治疗、护理和康复工作，促进医患之间的沟通等等；向医院的工作人员提供支持性服务；参与医院管理的过程，为医院的管理提供决策所需的信息、咨询和建议。中立是指虽然社工部隶属于医院，但是，社工部应以患者的利益为重，当患者利益与医院利益发生矛盾或纠纷时，社工部应以中立的立场，并以第三方的角色参与处理相关问题，发挥桥梁作用，协助解决医患纠纷。

2. 功能(任务)定位

医院社工部的工作任务涉及服务、教育、研究和行政等领域。

（1）服务提供：提供服务是社工部的首要任务，通过服务的提供实现社会工作的使命。就服务的接受者而言，社工部的服务包括为患者及其家庭所提供的支持性、治疗性、预防性的服务及资源的提供，以帮助患者及其家庭解决因疾病带来的各种问题；为社会民众和社区居民提供的预防性和发展性服务，以提升全民健康；为医院员工提供的支持性、预防性和发展性服务，为员工创建良好的工作环境并协助员工处理其面临的心理情绪等问题。

（2）行政管理：社工部承担着对本部门的管理、督导以及参与医院管理等任务。通过科学和有效的管理，使所有工作成员按照其功能承担各自的职责，并且充分开发和运用所有资源，以保障整个系统能够良好地运作，为服务对象提供优质服务，发挥社工部应有的作用及完成其使命。行政管理工作包括以下几个方面：

部门制度与目标管理。制订并执行社工部的规章制度。根据社工部的使命与职责确立部门工作目标和制订部门工作计划。根据总目标设定分目标及过程目标，并对目标的达成实施监督和评估，以保证部门工作目标的实现。

服务及品质管理。可以通过项目管理的方式确保服务的输送和服务的品质。对具体的服务方案与实施计划进行审核并提供咨询建议；对服务方案的实施进行过程管理，监控服务方案的执行，评估服务的效果，采用满意度调查等方式获取服务对象对服务的反馈意见和建议，接受并处理服务对象的投诉。

信息管理。及时获得部门所需的关于社区、服务对象、服务、员工以及资源配置等信息，作为社工部的决策参考。

绩效管理。评估及控制部门的员工绩效、服务方案绩效以及机构绩效；规划和预测部门运行、发展以及服务所需要的财、物资源及资源的来源，控制部门开销和管理资源，记录、报告及解释财务的运作情形。

人员管理。向社工部员工进行岗位和职责描述并进行工作安排，对员工考核、培训、晋级、激励和奖惩进行管理；为员工的职业发展提供咨询和支持;志愿者招募和管理以及志愿者服务计划的制订、安排、协调等管理工作。

关系协调。承担社工部与医院其他部门之间的沟通和关系协调工作,建立部门之间互助合作及团队工作机制。

社区关系与公共关系。与政府、社区和媒体等建立和维护良好的关系;建立和维护社工部的良好形象;了解社区网络及社区资源,与社区形成良好的沟通与互动。

督导。督导工作也是行政工作的一部分,旨在帮助全体员工能够秉持职业价值伦理,运用专业知识和技能,更好地、更有效能地开展工作。督导工作包括对员工,尤其是新员工进行实务培训、督察、控制和辅导;对复杂和疑难个案进行专业指导;对员工进行压力舒缓;对实习生进行专业指导等若干方面。

参与医院的管理。为医院的管理部门提供所需的信息,为医院的管理、规划、决策提供咨询和建议。

(3)教育培养:社工部承担着面向社会和机构内部的教育任务。面向社会的教育培训工作包括面向民众,如社区、学校、企业以及机构等的卫生健康教育;面向医学院校的社会工作普及和培训;面向志愿者的社会工作知识以及相关的志愿服务技能的培训;与社会工作专业学生进行经验分享和传授等等。

面向机构的内部教育培训工作包括向本机构的工作人员进行有关社会工作知识和技巧的教育培训,面向社会工作专业和医学专业的实习学生的教育培训和督导工作。

(4)研究与政策倡导工作:通过研究和政策倡导以维护服务对象的权益和提升服务对象的福祉。采用科学的方法对与健康和医疗有关的社会问题、服务对象的需要进行研究,并向政府提出政策建议。研究工作还包括对服务效果、工作方法等的研究,以促进社会工作的发展。

第二节 医院医务社工的岗位设置与职数

一、医院社工部的内部设置

为了确保社工部多重功能的发挥,医院的社工部应根据部门的规模和实际情况进行工作分工,以实现社工部的功能。规模较大、工作人员较多的社工部可以在社工部内部设置功能性部门,如行政部、服务部等,而人数较少、规模较小的社工部可以通过基本岗位的设置以保障社工部实现其功能。

二、医院社工部的岗位设置与职数

无论是否设置内部功能性部门,社工部均需设置功能性岗位。具体如下:

1. 社工部主管岗位

部门主管是社工部负责人,承担社工部的管理和部门发展等责任,以保障社工部的正常运作。一般社工部主管岗位设置为主任和副主任。部门主管应具有机构管理能力、社会工作专业能力以及沟通协调等能力。按照国际惯例,医院社工部负责人一般要求具有社会工作硕士(MSW)以上学历。

2. 社工岗位

社会工作者负责具体的社会服务的送达、开发和整合社会资源,运用社会工作的专业知识、方法和技术为服务对象提供需求评估、服务方案设计、服务方案的实施、评估以及转介等工作,协助患者及其家庭缓解和解决因疾病而产生的心理情绪和家庭、社会等方面的问题,促进服务对象的康复和生活适应。医院的医务社工岗位可以根据各个医院的实际情况进行配置，在条件成熟的情况下，指导性配置比例一般为 1∶80 至 1∶100，即每 80 至 100 位住院患者配置一名社工。社会工作者应是经过社会工作专业训练或经培训学习获得社会工作职业资格证书者。

3. 督导岗位

专职督导负责给予社会工作者以伦理、知识和技能等方面的支持和指导，以保障和提升社工服务的专业性和品质。督导的人数应根据社工部的规模和社工的人数而定，可以参照 1∶6 左右的比例配置督导，但无论社工人数多少，社工部应至少配置一名督导。在社工部起步阶段，督导可以由符合督导标准的部门主管兼任；当医院内部没有合格的督导人选时，可以通过购买服务等形式先聘请机构以外的合格督导指导工作，同时在社工部逐步发展的过程中培养专职督导。督导应当是具有社会工作的专业知识，熟练掌握社会工作的工作方法和技巧，资深的、具有丰富的实务经验，同时具有督导资质的专业人士。

4. 行政岗位

行政岗位负责社工部的行政工作，保障社工部日常工作的正常运行，并协调各种关系，给予社工工作以支持。行政岗位的职数可视医院社工部的规模、工作量及分工等而决定，若社工部的行政工作量较小无需专门的行政人员时，可以由社工主管兼任行政岗位的工作；当社工部需要专职的行政人员时，可以根据行政工作的工作量配置 1 至 2 名行政人员；当行政人员数量较多时，可设置 1 名行政主管。

第三节　医院医务社工的岗位职责

1. 部门主管岗位

（1）在医院分管领导的领导下，全面负责社工部的日常管理工作，保障社工部的正常运行，发挥社工部的功能，实现社工部的工作目标，并为社工部的工作承担责任。

（2）贯彻执行医院及各上级部门的方针、有关规定和工作计划，组织社工部员工落实及实施各项工作指令，完成各项工作任务。

（3）向分管领导和相关上级部门汇报社工部的工作计划、工作进展及工作绩效，接受上级的监督和检查。

（4）处理社工部与医院各部门的横向关系，负责与医院其他部门的联系、沟通、协调等工作，并为各部门提供咨询建议。

（5）制订及完善社工部各项规章制度，并负责各项制度执行及监督；制订及完善部门的工作流程和规范，并负责对部门的工作进行指导和监督。

（6）制订社工部全年工作计划，并对年度工作计划进行评估和完善；在年度工作计划的执行过程中，对执行状况进行评估和监督；当计划完成后，对年度计划的实施过程及效果进行回顾和总结。

（7）负责向社工部员工布置和解释工作计划，明确工作目标，澄清及解答疑惑；布置工作任务，指导并支持员工工作；对工作的进展和质量进行定期检查，及时给予督促及建议。

（8）对于服务对象、内部员工以及社会各方面对社工部及其员工的投诉、褒扬、意见和建议等信息，及时地和适当地给予回应及处理。

（9）负责社工部员工的日常和年终考评工作。

（10）代表医院社工部与医院以外的部门或机构等进行联络工作，负责合作等事宜的洽谈与商议。

（11）向医院管理部门提供信息和反映情况，为患者及其家属、社工部及其工作人员反映呼声、争取权益。

2. 社工岗位

（1）负责或参与服务方案的制订，为服务方案的制订进行需求评估，为服务方案的完善提供建议。

（2）负责服务方案的执行，在执行过程中发现问题应及时解决，无法自行解决时，与同工磋商，或向督导和主管反映情况，寻求支持和帮助。

（3）与社工部同工相互支持，协同工作；运用专业的工作方法，为服务对象提供专业的服务。接受服务对象的求助及由医院内各科室或院外转介的个案；对个案进行需求评估，并根据情况及时给予处理意见。

（4）主动观察和发现服务对象的需要，对有需要的服务对象运用个案工作和（或）小组工作等方法及时提供服务，按照社工部的工作流程，进行心理、社会评估（诊断），制订服务计划并予以实施，对个案及服务进行评估和总结，根据个案的需要，进行结案、转案或转介。

（5）向患者及其家属提供医院以及院外医疗、康复和照顾资源的信息。

（6）开发和整合社会资源，参与社会资源的募集工作，为有经济困难的患者向有关方面申请和争取资助。

（7）配合医护人员的治疗工作，协助医护人员了解患者及其家庭的信息，为医护人员提供所需的与诊断治疗相关的信息；参与会诊，向医护人员提供患者的背景资料，报告社工服务的情形；参与患者的诊断、检查、治疗等环节的协调工作。

（8）协助相关部门对医患矛盾的处理和协调工作，促进医患沟通，协调医患关系。

（9）主持或参与面向社区民众的健康教育和健康促进活动。

（10）为医护人员提供压力舒缓、情绪支持和心理辅导等服务。

（11）参与社会工作专业实习学生的带教工作；参与志愿者管理和志愿者培训工作。

3. 督导岗位

（1）参与社工部年度工作计划的制订，为年度工作计划的完善提供专业建议。

（2）参与具体服务方案的制订，为服务方案的完善提出专业建议；对服务方案的实施给予专业指导。

（3）定期对社工进行个别或集体督导，对社工的工作进行专业指导；协助社工完成工作，帮助社工解疑答惑，对疑难个案进行个案讨论或研究，以保障社工的服务品质。

（4）负责社工的专业成长，培养员工的社工价值理念，给予社工以专业知识和实务能力等方面的教育和培训，促进社工专业能力的提升。

（5）对服务的效果和经验教训进行评估总结，对有效的工作模式和技术进行提炼和理论总结。

（6）对社工进行压力舒缓、情绪支持以及辅导工作，协助社工的工作适应并促进其职业发展。

（7）对社会工作专业的实习学生进行专业督导，观察实习学生的态度、行为等工作表现，指导学生的实习工作，参与实习生的考评。

（8）参与对志愿者的培训和指导。

4．行政岗位

（1）向社工部主任负责，完成社工部主任布置的各项行政工作。

（2）参与制订社工部管理制度及年度工作计划，为社工部决策和年度计划的制订收集所需信息。

（3）参与制订社工部的年度财务预算；负责社工部资金和物资的管理工作，负责记录和监督资金的使用情况；负责申请、调配及管理社工部的物资，为社工在工作中所需的物资进行协调；负责记录社工部的资金和物资的使用情况，并向社工部主管及员工进行报告和解释。

（4）负责对社工部员工进行岗位描述和岗位培训，澄清岗位职责；向员工介绍和解释员工的考核、晋级和奖惩等管理制度；负责员工的日常考勤和请、销假管理；对员工的工作量进行登记、统计汇总并进行绩效考核；对于员工违规等情况及时向社工部主管反映。

（5）负责制订员工培训计划，为员工培训工作的落实承担联系、安排及协调等相关工作。

（6）对社工服务的效果和满意度进行内部评估，收集医院外部（服务对象及其家属和社区民众等）和医院内部（其他各部门及工作人员等）的反馈意见和建议，并及时向社工部主管汇报；接受并回应服务对象的投诉。

（7）安排和落实学生的专业实习和社会实践，向实习生解释和澄清社工部的运作情况、工作流程以及规章制度，对学生的实习和实践给予支持，并参与对学生实习的考核及评价。

（8）参与制订志愿者管理制度，负责志愿者的招募、注册登记、工作安排、沟通协调、回顾总结、激励表彰等工作。

（9）负责社工部与医院其他各部门之间的联系与沟通，协调社工部与其他部门的各种关系。

（10）收集所需的信息资料，向医院管理部门提出咨询和建议。

（11）负责社工部的对内和对外宣传工作。

（12）参与、配合社工部的各项活动；负责院内联系、沟通、协调及处理社工部与医院以外的各部门、机构、媒体及社区等之间的关系；协助处理公共关系事件。

（13）参与医院及社工部的慈善募捐，向公众公布捐赠情况以及捐赠款项、物品等的使用情况。

第四节　医院社工部的服务范围

一、面向患者及其家庭的服务

患者及其家属是社会工作服务的最主要服务对象，其服务内容涉及诸多方面。

1. 接受患者的求助

接受由院内其他科室或院外转介来的患者或主动发现需要服务的患者，为上述患者进行高危筛选及社会心理诊断，并以高危筛选和诊断评估为依据，向有需要的患者及其家庭提供直接服务、转介或跟进随访等服务。对有被遗弃、虐待、忽视状况和有自杀倾向的患者应及时呈报有关部门，并协助有关部门进行身份确认、信息收集、信息提供以及患者的权益保护等工作。

2．协助患者及家属处理心理情绪困扰

为由疾病、意外伤害等原因而导致的健康受损继而引发的情绪困扰和心理压力的患者及家属给予辅导；为在检查、治疗和康复等医疗过程中产生情绪和心理困扰的患者给予解释、陪伴及支持，以帮助其减低焦虑和舒缓心理压力。

3．协助危急事件的处理

主动关注因突发疾病和紧急事件而处于危机状态中的患者及家属，通过情绪支持和心理安抚舒缓，减轻其焦虑情绪；及时调动资源给予支持，协助处理紧急事宜，帮助其度过危急时刻。

4．协助患者及家属适应医院环境

为患者及家属提供医院环境、设施、资源及制度等信息，促进患者及其家属对医院环境的了解；协助患者及家属对医院设施和资讯的合理使用；为患者及家属提供所需的辅助器材和志愿者服务等。

5．激发患者积极配合治疗的动机，强化其治疗、康复和预防复发的信心

增加患者及家属对医护人员的依从性，改变患者抗拒治疗和康复的态度和行为，促使患者及家属与医护人员积极配合，以提升医疗的效果。

6．促进医患之间的沟通和医疗信息的传递

向医护人员提供与疾病有关的、关于患者及其家庭的心理、社会方面的信息，作为医务人员诊断和制订治疗方案的参考；将患者在治疗过程中对疾病和治疗的态度、情绪以及行为等的变化情况反馈给医务人员。参与医生与患者或家属关于患者病情及治疗方案的会谈，协助医护人员向患者及其家属传递和解释医疗方面的信息，并解答患者及家属有关诊断、治疗和康复等事宜的疑问，促进患者及其家属与医护人员之间清晰、顺畅的信息沟通；澄清和解释患者及其家属对医院信息和治疗收费等方面的疑问，减少和消除医患之间因沟通不畅而导致的误解；以区别于医院和患者的第三方的身份和中立的立场，协助相关部门处理医患矛盾，在医院与

患者之间发挥桥梁作用，促进双方以冷静与客观的态度面对问题，以理性与和平的方式解决问题，防止矛盾的激化，促进医患之间的良性互动，以营造和谐的医患关系。

7. 协助患者及家属处理与疾病诊治相关的各种关系

发挥桥梁作用，协调患者及家属与医护人员、后勤管理人员、病友、访客及家属之间的各种不良关系，协助各方消除误会，顺畅沟通，改正错误，弥补过失，减少相互之间的摩擦和误会，预防矛盾和纠纷的发生。

8. 协助患者及其家庭面对和解决因疾病而引起的困难，促进患者及其家庭的生活适应

协助患者家庭解决如出院安置、照顾、设施、辅助器具等方面的困难；协助患者家庭协调受疾病影响的家庭关系，促进患者家庭的生活适应；对家属和照顾者给予支持和培训，提升其照顾患者的能力；协助患者家庭获取社会支持，建立或修复患者家庭的社会支持网络；开发和整合社会资源，为患者家庭连接或转介社区照顾、康复、社会福利等资源；协助经济困难的家庭申请相关资助或医疗费用的减免。

9. 协助因病或因伤致残的患者及其家庭申请和安排伤残鉴定

协助寻找和联系残障者所需的辅助设备器械、康复所需的康复工具等资源；协助申请残障者居家生活所必需的设施改造。

10. 传播健康保健知识，提升自我保健能力

对患者及其家属进行健康、医疗和卫生保健等知识的宣传，改变患者有损健康的不良行为，提升患者及其家属疾病预防和自我保健的意识及能力。

11. 参与医患矛盾和医疗纠纷处理

以区别于医院和患者的第三方的身份，以中立的立场参与医患矛盾和医疗纠纷的处理，在医院与患者之间发挥桥梁作用，促进双方以冷静与客观的态度面对问题，防止矛盾的激化，促使双方以理性与和平的方式，通过协商解决问题。

二、面向社区民众的服务

医院社工部的服务不仅限于来医院就诊治疗的患者及其家属，也包括为社区民众提供健康教育服务。为社区民众提供健康资讯，进行健康和卫生保健等知识的宣传，提升社区民众的卫生和健康意识，提高社区民众对公共卫生、疾病预防和人类健康的关注，以促进全民健康水平的提升。

三、面向医院的服务

医院本身也是社工部的服务范围之一，其主要内容涉及以下方面：

1. 给予员工支持性服务

（1）促进心理健康。协助医院内的医护人员处理心理情绪困扰，减轻焦虑，舒缓压力；协助医护人员处理工作过程中产生的失落、哀伤、内疚等负面情绪，提升医护人员的自信与自尊。

（2）协助职业发展。协助医护人员克服职业耗竭，进行职业规划。

2. 参与员工的教育及培养

（1）员工能力建设。协助医院相关部门对员工进行培训，以提升其人际交往、医患沟通、自我保护、危机处理等能力。

（2）医疗团队建设。协助医院进行医院内部员工的凝聚力建设，增进医疗团队的合作精神，提升医院各科室的协作能力和团队工作能力。

3. 为医院管理层提供咨询及建议

社工部定期进行患者及其家属的需求评估，并就医院的服务方针和工作计划等为管理层提供有关患者需求的资讯，对完善医院服务提供建议。

四、面向志愿者的服务

社工服务也涉及志愿者，社工主要为志愿者提供支持性服务。一方面为志愿者提供服务前的培训，使志愿者更多地了解患者需求、医院环境、自身保护以及与服务相关的知识，从而使他们具备在医院参与志愿服务的基本能力；另一方面，为志愿者提供情绪支持和心理辅导，及时疏导其在服务过程中产生的负面情绪和压力，以免某些特殊经历对志愿者的身心健康产生负面影响。此外，协助志愿者进行反思和自我探索，以促进其成长。

从上可见，医院社工部的可服务范围十分广泛，但是并非所有社工部的服务都能够全面覆盖。社工部可以根据患者的需要、医院本身的服务方针和特色以及社工部从业人员的专业特长，从某些服务开始，逐渐拓展服务范围，从而建立更为完整的服务体系。

编写者

沙　卫　复旦大学社会工作系、香港大学社会工作博士

第四章

医院中患者的常见心理与精神问题

Chapter four general psychological and psychiatric problems of patients in hospitals

患者常见的心理和精神问题

各种精神问题的种类与特点

患者常见的社会心理问题

第一节　常见问题的类型

在医院，临床各科医师在日常工作中都可以接触到各种精神卫生问题。据调查，我国住院患者中因各种原因出现或伴发精神障碍者比例高达29.17%；在医院门诊初诊患者中，略高于1/3比例的是躯体疾病；近1/3的患者是属于心理疾病范围；其余1/3的患者则是与心理因素密切相关的躯体疾病。某些明显的精神症状作为躯体疾病症状的一部分，很容易被识别，但是，相当比例的精神卫生问题被临床医师所忽视，得到精神科会诊治疗的人群不及需要诊治的1/20，说明绝大多数具有相关问题的患者没有得到精神科的诊断和处理。究其原因，第一，临床医师忽视了患者的精神症状；第二，临床医师对精神卫生知识不熟悉，把许多精神病理现象或者器质性心理反应当成正常心理反应。这就造成一些精神障碍所致躯体症状的患者长期得不到及时的治疗，患者反复就诊医院多个临床科室而得不到明确诊断，在精神和经济上都给患者造成巨大的压力。

在医院常见的心理问题和精神疾病有以下几类：

（1）躯体疾病所致精神障碍。是指由于脑以外的各种躯体疾病（如感染、中毒、内脏疾病、代谢性疾病等）引起的精神障碍。由于其精神症状是各种躯体疾病临床表现的一部分，因此，又被称为症状性精神病。

（2）躯体疾病伴发心理反应。以抑郁症状、焦虑症状占大多数。

（3）诊治环境和过程中的心理反应。如焦虑不安、烦躁、抑郁等。

（4）心境（情感）障碍。表现为抑郁障碍、恶劣心境、双相障碍等。

（5）神经症。表现为焦虑障碍、恐怖症、强迫症、疑病症、神经衰弱、癔症以及躯体形式障碍等。

（6）心身疾病。即与社会心理因素密切相关的躯体疾病。

除此之外，原有精神疾病病史的患者由于躯体疾病而在医院中诊治，对其精神疾病病情的评估和可能采取的治疗措施也是医院中常需处理的情况。

第二节　躯体疾病所致精神障碍

躯体疾病所致精神障碍(症状性精神病)多在原发躯体疾病的基础上产生,而且以急性精神障碍表现为多见。由于精神障碍已经作为原发的躯体疾病的后果或者全部症状中一个组成部分,这也是临床各科医师容易发现并提请精神科会诊的情况。

一、临床特点

(1) 精神症状一般多发生在躯体疾病的高峰期,也偶有以精神症状为首发者。

(2) 精神症状多与躯体疾病的严重程度相平行,即躯体疾病严重时精神症状明显,躯体症状好转后精神症状也缓解。

(3) 精神症状多呈昼轻夜重的波动性。

(4) 病程和预后主要取决于躯体疾病的性质和严重程度,以及处理是否得当。

(5) 多伴有躯体和(或)神经系统的病理特征,可有相应的实验室阳性结果。

(6) 一般认为精神障碍是可逆性的,其症状随着原发躯体疾病的好转而消失,仅有少数患者可能会存在长久的精神障碍。

二、临床表现

1. 意识障碍

表现为不同程度的嗜睡、昏睡和昏迷;患者对于时间、空间和人物的定向出现异常，常不能正确分辨所处的位置、周围的环境、时间和人物；临床上谵妄状态很多见，即患者出现意识清晰度下降，觉醒水平降低，神态恍惚，注意力难以集中，对声光的刺激很敏感，部分患者出现错觉或幻听、幻视、幻嗅等幻觉。谵妄状态趋向有昼轻夜重的变化节律。

2. 痴呆综合征或智能减退

主要表现为多种认知功能缺损、社会生活功能减退和非认知性精神症状三方面。最明显的表现是出现记忆减退，尤其是近事遗忘，患者很难记住最近发生的事情，生活中经常丢三落四，情感迟钝或淡漠，缺乏与环境建立情感联系的能力，寡言少动，缺乏主动性等。职业能力明显下降，因此，社会生活功能受到不同程度的影响。此外，部分患者表现为性格改变，出现有违社会公德的行为，例如随意便溺、打骂、偷窃等；部分患者出现幻觉等精神症状。

3. 器质性遗忘综合征

临床特点是记忆障碍，近事和远事记忆都出现不同程度的减退，尤其以前者为突出。严重记忆障碍的患者常常出现定向功能减退，对时间、地点的概念含糊。部分患者出现虚构和错构，编造一些根本不存在的事情（虚构）或者歪曲事实（错构）来弥补记忆中的空缺。

4. 神经衰弱样综合征

表现为乏力、睡眠障碍、头晕、头痛、注意力难以集中、容易激惹、焦虑不安等。神经衰弱样综合征多见于躯体疾病的初期或病程比较长的患者。

5. 精神分裂症样症状

表现为错觉、幻觉、猜疑、妄想等。

第三节　躯体疾病所致心理反应

躯体病变所致心理反应（身心反应）是指疾病本身影响脑的功能而出

现的各种情绪反应或心理障碍。躯体疾病是产生情绪反应或心理障碍的原因，但两者互相影响，即一方面情绪反应或心理障碍继发于躯体疾病，另一方面，情绪和心理会影响躯体疾病的病情转归和机能康复。

一、临床表现

躯体疾病所致心理反应的类型和程度因人而异。轻者出现一过性的、短暂的情绪反应，患者表现为急躁、紧张、敏感，或闷闷不乐、心事重重、情绪低落等；重者出现焦虑障碍、抑郁障碍等。各项研究均显示，在医院住院患者中，躯体疾病所致的最常见的心理障碍是焦虑和抑郁，有报道其发生率为 5.8% ~29.5%。

躯体疾病所致心理反应的发生与患者年龄、疾病类型、病程长短等密切相关。老年患者心理障碍发生率较高；内科患者出现的焦虑症状和抑郁症状均显著高于外科患者，反映出心理状况与不同疾病存在密切相关。内科患者多以慢性疾病（如心脑血管疾病、阻塞性肺病、糖尿病、肝脏疾病、肾脏疾病等）为主，病程较长，有的患者甚至需要终身治疗，因此容易出现心理障碍。而与内科患者相比较，外科患者多以接受短期治疗为主，病程较短，因此出现负性情绪的比率较低。

负性情绪或不良的心理因素会削弱对躯体疾病的治疗效果，甚至可以加重躯体疾病，而躯体疾病的病情变化又会影响患者的心理。有研究显示，焦虑情绪和抑郁情绪越严重，患者生命质量的评价分值越低。

许多躯体疾病都可以导致患者出现焦虑抑郁情绪，比较常见的疾病如脑动脉硬化、脑卒中、糖尿病、红斑狼疮、冠心病、高血压、各种肿瘤、慢性肝脏疾病、慢性肾脏疾病等；一些生理过程（如分娩）也会有焦虑和抑郁反应。

躯体疾病所致焦虑抑郁程度各异，部分患者可以表现为短期情绪反应（达不到焦虑或抑郁障碍的诊断标准），部分患者则情绪反应明显或程度较重，符合焦虑或抑郁障碍的诊断，以上情况都应该引起足够的重视，如果忽视焦虑抑郁的存在，任其发展，将给医患双方都带来不利影响。

如果临床医师不能及时识别和处理患者出现的情绪反应或心理障碍，则可能与患者不能达到对治疗效果、临床愈后或机体功能恢复等方面在认识上的一致性，或者临床医师简单地把患者的情绪和行为表现当成患者的性格使然（如认为患者本身就性格孤僻、急躁），或认为患者故意不与医务人员合作，这样容易引致医患矛盾。

二、躯体疾病所致心理反应与躯体疾病所致精神障碍的区别

躯体疾病所致心理反应与躯体疾病所致精神障碍不同，详见表1。

表1　躯体疾病所致心理反应与躯体疾病所致精神障碍不同点

不同点	躯体疾病所致精神障碍	躯体疾病所致心理反应
躯体疾病严重程度	一般发生在比较严重的躯体疾病	病情相对较轻，但可发生于各类躯体疾病
精神障碍性质	器质性障碍	一般为功能性障碍
临床表现及特点	意识障碍；遗忘综合征；痴呆综合征；神经衰弱样综合征；精神分裂症样症状	多为情绪障碍，尤其焦虑和抑郁症状比较突出，占大多数

三、躯体疾病—心理反应相互作用

躯体疾病和心理问题之间互相影响，甚至成为临床表现、疾病治疗效果和影响患者康复的互为因果的因素。

1. 躯体疾病继发焦虑抑郁

焦虑抑郁可能是躯体疾病的一种直接后果。一方面疾病对生命的威胁、疾病导致躯体残损的程度、疾病本身所带来的痛苦等；另一方面社会环境和既往躯体或精神疾病史的影响；此外，躯体疾病治疗方法，如药物、手术或放射治疗所带来的痛苦，这些都会导致患者出现不同程度的焦虑抑郁。患者除了躯体病痛外，还会出现多种情绪和行为方面的异常：紧张不安、恐惧、情绪低落、消沉、无望，患者对未来失去信心，认为自身已经没

有价值,甚至自杀。

2. 焦虑抑郁等心理反应增加了躯体疾病进展的危险性

焦虑、抑郁等心理反应会加重躯体疾病的痛苦和延缓康复,严重的焦虑抑郁会加剧患者躯体疾病的恶化,影响患者原有疾病的康复,因此,临床医师面临着更加复杂的情况。有研究显示,抑郁障碍使急性冠脉事件的危险性增加3~4倍;抑郁状态明显增加心血管事件的发病率和死亡率,而且有研究进一步证明,抑郁是心血管疾病病理生理进展中的一个独立的危险因素。存在抑郁情况的患者对躯体的不适更加敏感和紧张,会夸大躯体的痛苦,感到不能忍受。在这种情况下,患者往往有更多的不适主诉,寻求更多的医疗解决方法。

一般来说,躯体疾病所致的焦虑抑郁在时间和严重程度上与躯体症状相平行,即随恶化而加重,随治愈而减轻。

第四节　诊治过程中的心理反应

每一个走进医院大门的患者都具有与健康人不同的心理反应。就医过程中的每一个环节、每一个医务人员的态度、每一项检查和治疗步骤都会对患者产生心理上的影响。例如,手术前焦虑是一种普遍的心理反应,如即将进行甲状腺手术的患者,会因担心手术损伤神经导致声音嘶哑而恐惧。

一、诊治过程中影响患者心理状态的因素

(1) 对疾病及其可能的后果的忧虑:患者都会反复考虑自己疾病的严重程度,对疾病可能造成的不利后果(如经济支出、病后工作岗位和学习的可能变化、家庭负担等)忧心忡忡,焦虑不安;

(2) 对医院的技术水平、诊治能力、检查准确性以及施治医生的诊断

治疗方案和护理措施等产生疑惑或怀疑，怕被诊断错误，担心治疗方法不当带来副作用；

（3）初次就医、等待检查结果、不了解疾病性质和预后；

（4）医院就医过程中繁复的手续办理程序、长时间的排队（预检—挂号—候诊—诊治—付费—检查—再诊治—再付费—取药）环节和等待；

（5）对住院环境比较陌生，不适应，原有的生活规律被打乱，如睡眠时与多人同住一室，在病房内起居，生活不习惯，引起失眠、焦虑和不安；

（6）与社会支持系统（家人、亲友、同事等）暂时分离；

（7）疾病本身或者治疗措施给患者带来的痛苦和不便，如饮食控制、疼痛、肢体活动受限，肿瘤患者出现呕吐、脱发、皮疹等化疗反应；

（8）医务人员对疾病有关信息的解释不够，或缺乏耐心和关心，患者感到得不到应有的尊重和关注。

二、临床特点

在以上诸多因素的影响下，每一位患者都具有非同寻常的心理反应，需要医务人员予以关注。

（1）高度的自我中心。每位患者都希望家人、同事、朋友和医务人员能关心和照顾自己，希望自己的每一个症状、每一句话都能引起旁人的注意和重视，甚至还会出现对医务人员的过分要求和过分依赖的倾向。

（2）求医心切。患者都希望医生能以最快的速度、最好的医术治愈疾病。

（3）情感和心理反应。许多患者出现情绪反应，即患者在罹患躯体疾病的同时出现心理的负性反应，其中抑郁、焦虑症状占大多数。

因此，充分了解患者的心理需求及其心理反应特点，对建立良好的医患关系、加强医患交流和沟通、避免医患矛盾具有重要意义。

第五节 心境障碍

心境障碍又称情感障碍或情感性精神障碍，是以明显而持久的心境高涨或低落为主的一组精神障碍，并有相应的思维和行为改变。病情重者可有精神病性症状，如幻觉、妄想等。心境障碍的病程有反复发作性特点。心境障碍包括躁狂发作、抑郁发作、持续性心境障碍等。在医院中与临床各科相关的、经常需要识别的是抑郁障碍和恶劣心境障碍。

一、抑郁障碍

抑郁是一种心境状态，抑郁障碍是以显著和持久的情绪低落为主要特征，可从轻度的心情不佳、心烦意乱、忧伤到严重的悲观、绝望；对平时感到愉快的活动丧失兴趣或愉快感。临床上又可以将其称为抑郁症。

部分抑郁障碍的发病和生活事件有关，近期负性的生活事件可能是疾病发作的前兆，有抑郁症或酒精中毒病史的家族发生抑郁障碍的风险较高，产后也是抑郁发作的危险因素。

1. 临床表现

抑郁发作常见的情绪、行为、躯体症状主要有情绪低落、思维迟缓和意志活动减退的表现。

（1）情绪低落：表现为沮丧忧虑，愁眉不展，忧心忡忡，对前途悲观失望，生活索然无味。轻者表现为闷闷不乐、无愉快感，日常的兴趣减退或丧失；重者悲观绝望、度日如年、生不如死，甚至有强烈的自杀欲望。部分患者可表现为心烦意乱、焦虑不安，惶惶不可终日，或紧张激越。典型的病例，其抑郁心境具有晨重夜轻的特点，即情绪低落在早晨较为严重，而傍晚时有所减轻。

(2) 自我评价低:抑郁障碍患者的自我评价低,自感一切都不如人,将所有的过错归咎于自己,常产生无用感、无价值感,感到前途一片灰暗。

(3) 思维缓慢:抑郁障碍患者对问话的反应很迟钝,注意力集中困难,记忆力减退,自感脑子迟钝,思考问题困难,语言少,声音低。有的患者表现为“脑子里一片空白”、“脑子像锈住一样”,工作和学习能力下降。

(4) 意志活动减退:患者活动减少,多终日独坐一处不与他人交往,逐渐发展到不去工作,疏远亲友,回避社交,对过去的爱好和生活乐趣一概丧失,严重者出现自杀行为以求解脱。患者往往疏于操持家务,重者连吃、喝、个人卫生都不顾。走路行动缓慢,严重时不语、不食、不动,可表现抑郁性木僵。

(5) 睡眠障碍:80%的抑郁症患者有某种形式的睡眠障碍,最常见的是失眠,表现为入睡困难、易醒,少数患者表现为多睡,典型的抑郁症患者表现为早醒(通常在凌晨2~3点),醒后不能再入睡。早醒对抑郁症的诊断有特征意义。

(6) 抑郁的其他症状:抑郁障碍患者可出现口干、恶心、便秘、消化不良、心悸、胸闷、出汗等症状;约70%的患者食欲减退,体重下降。部分患者性欲明显减退,对性生活没有要求。

2. 以躯体症状为表现的抑郁障碍

一部分抑郁障碍是以躯体不适为主诉,患者否认具有以上的情绪、兴趣、意志等方面的异常,甚至也没有睡眠异常。由于这些患者以躯体的不适为主要表现,也可称为“隐匿性抑郁症”,在临床各科多见,容易造成误诊。

患者可出现多种躯体症状,如头痛、头晕、睡眠障碍、疲乏感、胸闷、腹泻或各种全身的不适感,因为患者的主诉为躯体症状,给诊断带来了困难,但仔细观察和询问病史,可以发现患者躯体症状背后隐藏的情绪低落,兴趣明显下降,对未来消极悲观,甚至有自杀的念头。临床医生往往对这些患者的躯体症状给予诊断和治疗，但对患者的情绪状态往往忽略，导致误诊。

二、恶劣心境

恶劣心境在临床中较为多见，是一种以持久的心境低落状态为主的轻度抑郁，其抑郁症状的强度较抑郁障碍为低，从不出现躁狂。恶劣心境常伴有焦虑、躯体不适感和睡眠障碍，患者有求治要求，但无明显的精神运动性抑制或精神病性症状，生活不受严重影响。

其临床表现为：患者在大多数时间里感到心情沉重、沮丧，看事物犹如戴一付墨镜一样，周围一片暗淡；对工作无兴趣，无热情，缺乏信心，对未来悲观失望，常感精神不振、能力降低，抑郁加重时也会有轻生的念头。尽管如此，但患者的工作、学习和社会功能无明显受损，知道自己心情不好，主动要求治疗。患者的兴趣并不完全丧失，感兴趣的事仍可勉强去做。患者的抑郁常持续两年以上，持续期间多无长时间的缓解，如有缓解，一般不超过两个月。

第六节　神经症

神经症是一组主要表现为焦虑、抑郁、恐惧、强迫、疑病症状，或神经衰弱症状的精神障碍，临床上相当常见。此类障碍有一定的人格基础，其起病常常受到心理社会（环境）因素的影响。目前，神经症尽管还没有可以证实的器质性病变基础（采用现有的检测手段和技术），但患者对存在的症状感到痛苦和无能为力，自知力完整或基本完整，病程多迁延。

一般来讲，神经症属于非精神病性障碍，它与精神病性障碍（例如精神分裂症）有所不同。

表2　神经症与精神病性障碍不同点

不同点	神经症	精神病性障碍
检验自我和现实的能力	存在检验自我和现实的能力，没有幻觉、妄想等精神病性症状	丧失检验自我和现实的能力，具有幻觉、妄想等精神病性症状
自知力和就医愿望	存在自知力，主动求医	缺乏自知力，否认有病，不愿主动就医
社会生活功能	有一定的社会生活功能障碍，但相对较轻	社会生活功能严重受损，其行为不能为社会所接受

一、焦虑障碍

焦虑是一种内心紧张不安，预感到似乎将要发生某种不利情况而又难以应付的不愉快情绪。每个人都会有不同程度的焦虑体会或体验，在生活中经常有焦虑的体验是非常正常的，适度的焦虑将有利于发挥功能，甚至当情景所需还应有高度的焦虑。如足球赛、考试或应聘面试前的适度焦虑将会提高警觉性，有利于机体做好准备，同时在真正危险的情况下能高度提醒人们快速行动，逃离或避开危险。因此，在一定程度上，焦虑是一种“保护性反应”。

焦虑涉及到轻重不同但性质相同并且可以互相转化的一系列情绪，最轻的焦虑是不安和担心，程度增加则表现为害怕和惊慌，最重的焦虑则反映为极度的恐惧。

在医院，临床医生识别患者是正常焦虑抑或病态焦虑非常重要。如上所述，正常焦虑是对威胁性处境的一种有利的保护性反应，如患者在就诊、诊断和治疗过程中，对自己健康以及可能的一切后果（特别是面对严重疾病时）都会经历正常的焦虑反应，但诊疗过程结束，疾病得到了治疗，身体逐渐康复，即“危险”环境解除，焦虑也就逐渐缓解。然而，病态焦虑是一种不适当的情绪反应，是一种明显有别于正常焦虑的情绪状态，即在没有危险胁迫的情况下，患者会出现比较明显的紧张、不安、恐惧以及各种躯体症状，或者这些焦虑表现超出了正常的反应范围，其程度和持续时间异常增加，而且影响了个体生活，患者在主观上感觉到明显的痛苦。

在临床上,我们把以严重焦虑情绪为中心的一组症状称为“焦虑障碍”。焦虑障碍有特定的反复出现的恐惧,而且患者自己认为这是不合理、不现实和令人烦恼的。在流行病学研究中,焦虑障碍是普通人群中最为常见的一种精神疾患。同样,焦虑症状在医院患者中也占有很高的比例。

1. 临床特点

焦虑障碍的焦虑和担心持续时间较长,除了提心吊胆和焦虑不安的心情外,还有显著的自主神经症状、肌肉紧张以及运动性不安。这些症状可以单独出现,也可以同时出现。

(1) 身体紧张症状:焦虑症患者常常觉得自己不能放松下来,全身紧张,有时有双手握拳、手抖等症状。

(2) 自主神经症状:焦虑障碍患者的交感和付交感神经系统常常超负荷工作。患者出汗、晕眩、呼吸急促、心跳过快、身体发冷发热、手脚冰凉或发热、胃部难受、大小便过频、喉头有阻塞感。

(3) 对未来无名的担心:内心紧张不安,时时担心将要发生某种不利的情况,但又不知所措。

(4) 过分机警:焦虑障碍患者每时每刻都对周围环境的每个细微动静都充满警惕,过度敏感。由于他们无时无刻不处在警觉状态,工作时注意力不容易集中,有时影响他们的睡眠。

2. 临床分类

根据焦虑紧张等核心或基本症状的发作形式以及回避方式,焦虑障碍分为以下几类:

(1) 惊恐障碍:在一段特定的时期内突然发生强烈的害怕和恐惧,发作时常有呼吸困难、心悸、窒息感、濒死感。在经历无法预期的惊恐发作后,持续担心再一次出现惊恐发作。

(2) 广场恐怖症:担心在难以逃避、窘迫的或不易得到帮助的情景中会出现惊恐发作或惊恐样症状,这种焦虑通常会导致对某些特定情景的回避(如人多的场所或独自旅行)。

(3) 广泛性焦虑障碍:对生活的诸多方面都有过度和持续的担心,包括家庭、健康、工作或经济情况。伴有运动性紧张增加：肌肉紧张、颤抖、坐立不安；自主神经系统兴奋：呼吸急促、心率加快、口干、手冷；警觉增高：神经紧张感、易惊。

（4）社交焦虑障碍：当暴露于某些类型的社交场合或工作情景时会触发明显的焦虑，害怕被别人评论，常导致回避行为。

（5）特定的恐怖症：对特定的物体或情景有持续的、不合理的恐惧，如幽闭恐惧（恐惧封闭的空间）、恐惧动物或恐惧高处，这种担心通常导致对那些物体或情景的回避。

（6）强迫症：以强迫思维、强迫行为或两者兼有为特征，出现难以控制的不愉快和侵入的强迫思维（如担心污染或伤害自己或家人）。这种强迫思维常导致不能控制的强迫仪式行为（如反复清洗、检查、记数），造成患者显著苦恼或社会功能受损。

在医院，焦虑障碍是很常见的就诊原因，尤其是惊恐发作和广泛性焦虑的首诊途径多是非精神专科的临床各科，例如惊恐发作常被认为是心脏病发作而多在急诊科和心脏科诊治。

二、躯体形式障碍

躯体形式障碍是一类心理障碍的总称，主要特征是患者反复陈述其躯体症状，不断要求给予医学检查，但是又无视临床上反复检查的阴性结果，也不管医生关于其症状并无躯体病理证据的再三保证。

这类患者常常有很多不确定的躯体主诉，可以涉及到身体各系统的任何部位，虽然最开始以躯体症状为主，但焦虑和抑郁也可出现。患者在描述自己的症状时往往情绪化，如常把症状说成“非常难受的”、“说不清的”等。患者有时存在某种躯体疾病，但其所患躯体疾病并不能解释其症状的性质和程度。即使其症状的出现和持续与不愉快的生活事件、冲突密切相关，患者也通常否认心理原因，此时患者认为其“疾病”在本质上是躯体性的，一再要求医学检查，常有一定程度的寻求别人注意的行为。由于医学检查结果常使患者失望，医患双方对症状的理解不一和治疗无效，容易引起医患关系紧张，甚至出现医患矛盾和冲突。

1. 临床表现

躯体形式障碍的特征是存在一种或多种症状，症状可以涉及身体的任何系统和器官，最重要的特点是生活事件引起的不快情绪转化为躯体的症状出现。比较常见的症状是头痛、胃肠道不适、其他部位的疼痛、头晕、心悸、便秘或腹泻，患者可能会伴有明显的抑郁或焦虑，甚至有自杀倾向或药物依赖。这类患者的病程较长，病情时常波动。患者因此接受大量检查，均没有阳性发现。

躯体形式障碍具有多样、复杂的躯体症状，患者分布在医院和基层卫生机构的临床各科，极易引起误诊。如果存在下列情况，医生应怀疑这种障碍：

（1）患者有许多各种各样的躯体症状，无法用医学解释，或这些不适体验要比存在的病理改变所引起的（这点必须是由病史和体格检查所决定）要严重得多。例如躯体形式障碍患者的植物神经功能紊乱症状：患者出现心悸、出汗、脸红、颤抖、胃肠道不适等症状，还会出现部位不定的疼痛、烧灼感、沉重感、紧束感、肿胀感等。患者把这些症状归于心血管系统、呼吸系统和胃肠系统等与植物神经相关的特定的器官或系统，但经过检查却没有发现这些器官有病变。

（2）患者过多地关心躯体疾病，检查阴性仍频繁就诊，并在多家医院或多位医生处就诊过。

第七节 心身疾病

心身疾病是指发病、发展、预后、转归以及预防和治疗都与社会心理因素密切相关的躯体疾病，即在疾病的过程中，社会事件、心理活动、精神状态等都发挥着重要的作用。

1. 临床特点

(1) 心身疾病不是精神障碍，而是躯体疾病，通常涉及到的是植物神经系统所支配的系统或器官；

(2) 在这些躯体疾病的发生发展中，社会心理因素具有重要的影响；尤其是其发病原因中社会—心理因素或主要是社会—心理因素具有不可忽视的作用。然而，有些患者可以提供较准确的社会—心理因素致病过程，大部分患者不了解社会—心理因素在发病过程中的作用，但能感到某种心理因素能加重自己的病情；

(3) 遗传和个性特征对心身疾病的发生有一定的关系，具有相关遗传素质和个性特征的人易使相应的"靶器官"受累，而罹患心身疾病。

2. 疾病范围

心身疾病是指心理社会因素在发病、发展过程中起重要作用的躯体疾病，因此其范围涉及到许多系统。

在心身医学发展的历史上，Alenxander 根据心理动力学理论，提出以下七种疾病与特定的心理社会性因素有关，即原发性高血压、支气管哮喘、溃疡性结肠炎、消化性溃疡、甲状腺功能亢进、神经性皮炎和类风湿性关节炎，并把这七种疾病称为心身疾病，这就是经典的心身疾病。

随着现代对心理—生理反应机制的研究深入，心理生理障碍的范畴从以往所谓经典的心身疾病扩展到目前几乎涉及综合医院的各个专科领域。

各系统常见的心身疾病如下：

表3 各系统常见的心身疾病

系　统	常见心身疾病列举
心血管系统	冠状动脉粥样硬化性心脏病、阵发性心动过速、功能性早搏、原发性高血压、原发性低血压、雷诺氏病等
消化系统	胃、十二指肠溃疡，神经性厌食，神经性呕吐，溃疡性结肠炎，幽门痉挛，过敏性结肠炎
呼吸系统	支气管哮喘、过度换气综合征、心因性呼吸困难、神经性咳嗽等

（续表）

系　　统	常见心身疾病列举
泌尿生殖系统	月经紊乱、经前期紧张症、功能性子宫出血、功能性不育症、夜尿症、阳痿、早泄等
内分泌代谢系统	甲状腺功能亢进症、糖尿病和肥胖症等
神经系统	痉挛性疾病、紧张性头痛、偏头痛、睡眠障碍等
免疫系统	类风湿关节炎、系统性红斑狼疮、硬皮病、皮肌炎、结节性动脉周围炎等
皮肤黏膜系统	神经性皮炎、皮肤瘙痒症、斑秃、多汗症、慢性荨麻疹、湿疹、银屑病、口腔溃疡等
肌肉骨骼系统	腰背疼、肌肉疼痛、痉挛性斜颈、书写痉挛、原发性颞颌关节痉挛等

上述综合医院精神卫生问题的处理，一方面需要临床各科医师提高识别能力，另一方面也需会同精神科医师或临床心理科医师，以联络会诊方式处理，从而缓解患者的精神症状及心理问题，帮助患者恢复身体健康和心理健康。

第八节　患者的社会心理问题

社会心理学是以社会环境对人的影响的独特视角，研究人们周围情境的力量，揭示社会环境如何影响人的规律，尤其关注的是人如何看待他人，如何影响他人。社会思维、社会影响和社会关系是社会心理学最关注的三个方面。社会思维包括人如何感知自己和别人、信念、判断和态度；社会影响包括文化与生物从众的压力、说服、团体；社会关系包括偏见、攻击、亲密关系以及助人。

看病、就诊、住院作为特殊的社会行为，在其整个就医过程中不但存在躯体、生理和心理的不适，患者还在物质、经济、信息、康复以及保健等方面有着特殊的需要，这些需要未被满足所造成的种种困惑，已经与疾病本身产生的困惑形成一个整体效应，越来越密不可分；同时，患者、家人以及社会对疾病的信念、态度、偏见会影响患者对自身以及疾病的认知，影响治疗的依从性和预后转归。

社会心理问题在患者身上普遍存在。

一、患者社会心理问题的产生

1. 对症状的觉察和解释

在日常生活中逐步得到一些关于疾病的概念和经验，使人们知道疾病往往伴随着躯体症状的出现，强烈的症状比轻微的症状更容易引起人们的注意，当症状消失的时候才是痊愈的时候。然而，人们对于躯体症状的感知是一个很复杂的过程，对身体的内部状态评估也不十分准确，个体差异、认知、情绪和社会文化因素都能严重地影响人们对躯体感觉的感知，不同的人对同一症状的认识和同一个人在不同时间对同一症状的认识都会有不同。人们先前就医的经验对他们察觉、解释症状有影响，以往习得的关于疾病的知识帮助人们获得正确的判断，很多患者会接受亲属、朋友或同事的建议而决定去医院就医，而医务人员的态度、解释和处置，对患者更具有一定的影响和权威性。

2. 负性情绪的影响

很多研究显示，当人们体验负性情绪状态尤其是焦虑时，他们报告的躯体症状会加重。临床心理专家指出，患者在疾病过程中，常伴有十组情绪主题：否认一切与接受事实、绝望与希望、秘密与分享、罪恶感与原谅、重担与如释重负、孤立与连结、被动与主控、惧怕与勇敢、丧失与重生、无意义的与深觉有意义的，这些两极化的情绪普遍存在于各种疾病经验，无论是突发或是预料中的疾病、无论是青少年期还是老年期的疾病，都会有上述情绪经验，因生病引起的紧张情境会激发人去思考最基本的问题，包括生命的意义、人际关系和灵性的问题。

3. 医院环境和流程对患者的影响

住院治疗对于患者来说是个非常特殊的经历,医院的环境对患者来说是陌生和不习惯、缺乏隐私环境、严格的制度和作息时间、日常生活的限制、丧失对周围事物的控制力等等,住院意味着要改变原有的生活方式和习惯,意味着患者要更加依赖他人,他们需要进行心理和社会的调整才可能适应,经历一系列的检查和治疗过程也是一个痛苦的过程。因住院而必须与父母、家人以及社会关系的分离所导致的焦虑、无助和应激是每一个患者必须要面对的,而只有当医疗措施的心理准备与患者的需要相匹配时,它的作用才能得到最大的发挥。

4. 医患关系的影响

医患关系的质量依赖于医患关系的稳定性,即病人需要的提出和医生给予的满足,这种关系的实现取决于医患双方相互交流的能力。当医务人员在医疗行为中对患者保持敏感、热情和关注时,病人对其的依从性大大提高,相反则不然。医务人员的行为和风格对他们自身以及患者有着非常重要的暗示作用,患者对医疗建议的依从就是受到当时接受这些建议时的认知和情绪的影响,对医务人员的不信任感是患者阻止他们所需要的医疗服务,导致延误治疗的重要因素。社会支持即来自患者的家庭、朋友或社会团体的支持,当患者感受到帮助和鼓励时,有助于患者依从性的提高。

5. 经济负担及其他

就医花费所产生的经济负担也是导致患者社会心理问题的主要因素。

二、患者常见的社会心理问题

在患者的社会心理问题中,情绪困扰、信息缺乏、认知偏差、社会支持匮乏、医患互动不良等问题的出现频率最高。

1. 情绪困扰

患者情绪的变化不仅仅是对疾病的反应,可能已成为患者必须应对的应急事件的一部分。焦虑在疾病和医疗护理中普遍存在,包括结果焦虑和过程焦虑，焦虑不仅意味着患者有着混乱的信念，还意味着患者思考和加工信息的方式也发生着改变。抑郁有着特别复杂和破坏性的影响，甚至会导致患者的自杀等自我毁灭行为，抑郁对于疾病有更多潜在的、消极的影响，消极既可以触发新的病症，还可以破坏患者应对疾病的方式，可以使患者疏于使用支持系统。愤怒也是在患者身上经常遇到的情绪反应，同样是患者面对疾病感到无奈、无助和无能的集中体验，并且患者愤怒的指向多是其能接触的人，尤其是医护人员，愤怒使医患关系变得更加复杂。此外，因疾病引起的惶恐、失望、沮丧和与病人之间的排斥，以及接触障碍等等，都是患者最常见的社会心理问题。

2. 信息缺乏

在满足患者对疾病认知的需要上，信息始终处于中心地位，因此在医疗过程中，为患者提供有关疾病和治疗的信息是十分重要的，患者需要了解在自己的身上到底发生了什么样的事情，通过告知和控制的方式，患者可以获得自己所需要的信息，以此做出相应的应对。但是，很多必要的知情同意在医疗的过程中被忽视了，信息不对称在临床工作中普遍存在，患者也就会失去了选择正确信息的机会，且很难做出正确的决定。患者需要的信息不仅包括就诊、治疗、护理与康复的信息，还包括医疗保障信息、经济援助信息、就业与再就业信息和其他医疗资讯信息等。

3. 认知偏差

认知反应是一个重要的临床问题，应用认知反应意味着可以改变人们对疾病产生的一些解释，用何种方式解释疾病对患者来说很重要。自责往往是患者认为疾病是对自己的惩罚，控制感也是患者是否能够很好地适应疾病状况的重要指标。患者认知偏差包括对于所患疾病、治疗康复过程、治疗团队等的错误或片面认识、过度的医疗期待等。主观感觉异常、记忆减退或障碍、思维判断能力下降、依赖性强是患者认知活动的明显特征。

4. 支持匮乏

包括心理支持匮乏、家庭经济支持能力不足、薄弱或不健全的社会支持系统等。有时,社会网络给予患者的实际和情感支持不仅是患者支持的来源,也是压力的来源。

5. 医患互动不良

当患者寻找某种资源而医务人员又无法或者不愿意提供时,医患之间就会出现不良的互动。复杂的、依赖器械设备的、按照患病器官划分专业学科的医学特点,使医务人员更加注重患者某个器官的病理过程,而较少关注患病的人。医疗过程的被物化,拉开了医患之间的距离;举证责任倒置法律意识强化导致的医疗过程手续繁杂、程序过多、侵入性检查或治疗等,也使患者对医疗望而生畏,使得医患关系紧张。医患双方对医学信息了解的不对称、医患交流容易发生障碍等都是导致医患互动不良的主要因素。患者常见的社会心理问题如下表:

表4 患者常见社会心理问题

情绪困扰	信息掌握程度	认知情况	支持系统	医患互动
是否因疾病引起	疾病信息	对疾病认知情况	家庭系统	病情交代
是否因手术引起	治疗信息	对医护认知情况	社会网络	治疗方案
是否因检查引起	医院信息	对治疗认知情况	经济基础	服务提供
是否因治疗引起	政策信息	过度的医疗期待		出院安排
是否因费用引起	康复信息			医疗期待
是否因家庭引起	生活信息			
是否因社会交往引起				

总之,社会心理因素可以影响疾病的发生、病程及预后。当患者出现社会心理问题而没有得到及时的干预时,极易对其治疗与康复产生负面影响。其中,情绪障碍是影响躯体疾病和患者康复的重要因素,因为心理层面而产生的负面情绪将直接左右患者接受治疗的态度,决定患者对治疗过程的认知。而当患者的家庭支持系统、社会支持系统、经济基础发生问题时,又会间接地导致患者负面情绪的出现,使患者的心理层面产生进

一步波动。当患者和医护人员之间的互动不良时，患者更会对医院、病区和治疗方案等产生怀疑和不信任，从而失去对治疗和康复的信心，严重影响治疗效果。

编写者

于德华 同济大学医院管理处主任医师、教授

孟　馥 上海市东方医院/同济大学附属东方医院临床心理科主任医师

第五章

医务社会工作专业服务

Chapter five professional services of medical social work

个案工作 · 小组工作 · 社区工作

病房探访 · 病友俱乐部

公益慈善

第一节　个案工作

一、概念界定

1．概念

个案工作是专业工作者遵循基本的价值理念，运用科学的专业知识和技巧，以个别化的方式为遭受困难的个人或家庭提供物质和心理方面的支持和服务，以帮助个人或家庭减低压力、解决问题、挖掘生命潜能，不断提高个人和社会福利水平的社会工作方法。个案工作是一个以个人或个别家庭为服务对象，让其更好地发挥社会功能的助人历程，其目的是帮助人们解决依靠自身能力和资源无法解决的问题。在服务过程中，个案工作者与案主之间维持着面对面或一对一的专业关系。

医务社会工作范畴内的个案工作即指在医院内，医务社工运用专业知识和技巧对受助者进行直接介入，以个别辅导的方式，促进受助者的自我改变和成长，增强其对社会的适应，摆脱因疾病而造成的一系列心理问题的工作手法和过程。

个案工作的特点为：①注重以个人或家庭为工作对象；②注重建立一对一的专业助人关系；③注重个人和社会两方面的调整，兼顾问题形成的内因和外因；④注重知识基础。

个案工作的作用主要是：①帮助个人或家庭善用社会资源；②帮助个人或家庭挖掘潜能；③帮助个人或家庭为适应生活转变做准备；④帮助个人或家庭处理突发性危机事件。

2．理论模式

（1）功能学派

特点：认为社会工作的目标在于发展、执行社会服务方案，以满足一些经由个人努力无法达到的需求，增进个人的成长与福利。

目标:协助案主发现自己的需求,了解自己的本质,以发挥其潜能,从而达到自我实现。

(2) 心理及社会学派

特点:认为人与环境是一个互动的体系,人在特定的环境中生活成长,人所遭遇的问题也是人与环境互动的结果。所以,只有结合人与环境的互动,即考察"人在情景中的状态",才能真正理解人的行为。它认为影响人行为的因素包括三个方面:人、环境以及二者的交互影响。

目标:不仅帮助案主解决当前的问题,更重要的是促进其健全成长,增进其社会功能,以获得心理及社会适应的平衡与满足。

(3) 问题解决学派

特点:强调人类生活是一连串的问题解决的过程。个人的问题解决模式形成后并不是一成不变的,人格是一个开放系统,它会不断接受外界的刺激并作出反应,从而修正原有的人格体系。

目标:帮助案主改变原有的行为模式,形成更积极的新的问题解决模式,以促其解决当前的问题。

(4) 行为修正学派

特点:认为个人的行为是在外在环境的刺激和制约下形成和改变的,并强调通过学习过程改变行为。

目标:通过不同方式的学习过程改变个体的行为,以提升个体的能力,使其更好地解决问题。

(5) 危机介入模式

特点:认为在危机的情况下,人们感受到高度的崩溃、无助、焦虑、害羞、耻辱、敌意以及个人能力的丧失,所以,在危机情境中特别需要即刻的情绪支持、实质性的服务,以缓解个体的压力。

目标:减少在危机中个体的压力;协助个人以自身潜在的心力、体力、人际关系与社会资源来应付灾变情境。

(6) 任务中心模式

特点:以提供治疗过程的框架为主,而不对具体治疗方法的选择做出规定。

目标：在“简要”和“时间限制”的原则下介入案主的主要问题，并促使其改变对问题的认知，提升个体处理问题的能力，从而更好地解决问题。

二、服务对象

医院内的患者及其家庭，尤以住院患者及其家庭为主。

三、过程模式与操作流程

1. 过程模式

第一步：接案。了解服务对象的求助愿望，明确服务对象的要求，初步评估服务对象的问题和需要；

第二步：预估。收集与服务对象问题有关的资料，对服务对象的问题进行评估；

第三步：计划。综合考虑服务对象的情况、希望解决的问题、目标、基本阶段和方法、期限，达成口头或书面协议；

第四步：介入。开展计划内的干预服务；

第五步：评估。包括服务对象的改变状况、工作目标的实现程度、工作的人力物力和资源的投入状况。评估可通过服务对象评估、社会工作同行的评估、服务机构评估三种方法进行；

第六步：结案。

2. 操作流程

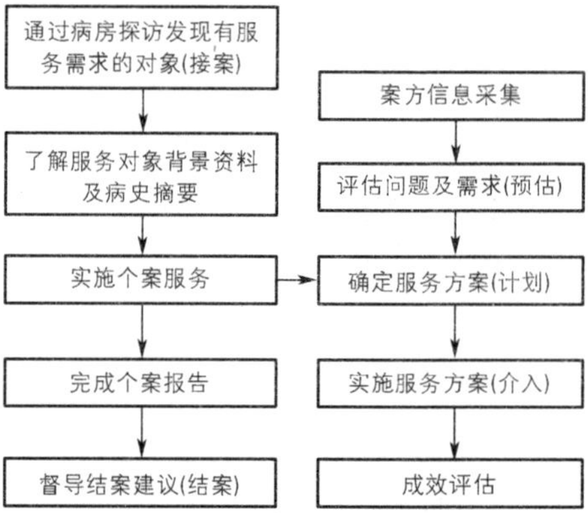

图1　个案工作操作流程

四、模拟案例

（一）初次面谈记录

案主姓名　吕××　　　　性　　别　女

职　　业　退休教师　　　住 院 号　×××××

档案号码　××××××　　联系电话　××××××××

家庭地址　上海市××区××路××号

初次面谈日期　2009-3-26

1. 主要描述

初步诊断	焦　　虑	症状程度
主要描述	因为疾病引起身体不适与家庭失衡，导致焦虑等负面情绪。	较轻 □ ✓中等 □ 较重 □
目前主要干预	情绪治疗、认知治疗	

2. 呈现问题

案主由于冠心病而入院等待手术，健康受损有待恢复；由于信息不足和准备不足，对于病情和手术感到焦虑和紧张；认为自己给家人带来负担，感到愧疚和压力；家庭功能因为案主的入院而受到影响。

3. 家庭图谱

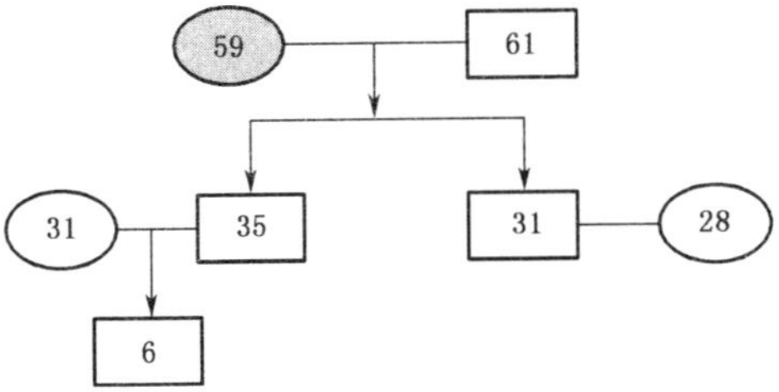

4. 背景资料

面对突然的病情，案主在心理上有些无所适从，甚至有些无法面对和不能接受。疾病也给所有家庭成员的生活带来了不小的变化，老伴和子女为了照顾她而改变了原先的生活方式，家庭系统因此失衡。出于对疾病的恐惧和对家人的愧疚，案主的情绪一直比较焦虑，精神压力较大。

5. 个案资料项目

个案资料	重点注明
引发/重要事件	2009年3月初，案主在一次骑车过程中发生了晕厥，被家人送进医院就诊，医院确诊为较严重的冠心病，必须尽快做心脏搭桥手术
情绪状况	中度焦虑、紧张
精神病记录	√无　　有，何种记录＿＿＿＿＿
健康状况	有高血压和高血脂病史，并于2001年摘除了胆囊，身体状况虚弱，等待手术
经济状况	收入稳定＿＿＿＿＿
暴力倾向/虐待记录	√无　　有，何种记录＿＿＿＿
社会支持网络	较强，与老伴和子女关系融洽，与以前的学生保持着亲密关系
当值社工评论——需深入调查的危机范畴	端正面对疾病和手术的态度，控制和调节焦虑等负面情绪，与家人积极沟通交流，适应心脏搭桥患者的生活
服务转介	无
其他	无

（二）个案辅导计划

1. 案例背景

案主是一个中老年的心脏搭桥患者，原本是家庭里的“主心骨”的她，却意外因为较严重的冠心病而入院等待手术。面对突发的病情，案主自身在心理上有些无所适从，甚至有些无法面对和接受。疾病也给所有家庭成员的生活带来了不小的变化，老伴和子女为了照顾她而改变了原先的生活方式，家庭系统因此失衡。出于对疾病的恐惧和对家人的愧疚，案主的情绪一直比较焦虑，精神压力较大。

2. 案例分析

(1) 案主主要问题

① 因为过去的住院经历和突如其来的患病事实，案主对于自身健康状况产生了消极心态和焦虑情绪。

② 案主的入院加重了家庭其他成员的负担，由于家庭成员缺乏有效的沟通和交流，原本具有支持性的家庭系统给案主带来了愧疚感和心理压力。

(2) 案主其他问题

① 案主对自身病情和手术状况缺乏正确全面的认识，被动地等待治疗和照顾，造成了焦虑等负面情绪。

② 因为案主的入院，案主的家人都改变了以前的生活方式。家庭系统需要在案主身体状况改变的前提下，做出适应性的变化。

3. 干预目标

(1) 总目标

帮助案主缓解焦虑和紧张情绪，了解自身病情和手术过程，保持最佳状态配合医院治疗。同时，帮助案主与家人实现有效沟通，充分发挥家庭支持系统的作用。

(2) 短期目标

① 帮助案主建立平和积极的心态面对疾病，消除对疾病的过度恐惧和焦虑等非理性情绪。

② 帮助案主消除非理性信念，学习与家人有效沟通，将家庭带来的压

力转化为康复的动力。

(3) 长期目标

① 鼓励案主学会调节和控制自己负面情绪的技巧和方法。

② 手术后帮助案主适应康复患者的身份，重建案主的社会功能，并最终使患者能够恢复健康。

4. 干预模式/理论

认知治疗	认知行为	情绪治疗	危机干预	任务中心	其他
✓		✓		✓	家庭治疗模式

5. 时间与内容安排

第一次(03/26/2009)

正式和案主建立信任的工作关系，初步了解案主的问题、需求和基本资料；与案主的家庭建立联系，取得案主家人的信任和支持。

第二次(03/27/2009)

引导案主进行负面情绪的宣泄，帮助案主分析非理性信念，为案主提供心理支持，减轻案主的心理压力。同时对案主的问题和需求进行进一步的全面评估。

第三次(03/28/2009)

在案主手术前进行陪伴和心理支持，对案主进行放松和自信的技巧训练，缓解疾病和手术带来的紧张情绪。

第四次(03/30/2009)

在案主手术后暂时无法接受探访的一段时间内，医务社工与家属进行沟通和交流，传达案主的内心想法，从而让家属了解到案主的心情，并作出回应，帮助案主更好地获得家庭支持。

第五次(03/31/2009)

医务社工针对手术情况处理案主的情绪问题；帮助案主用理性信念

处理与家人的互动，将家庭给案主带来的压力转化为动力，从而促进案主的手术后适应。

第六次(04/02/2009)

回顾个案的全过程以及案主的改变，使案主在留下美好的回忆的同时，产生对未来的希望。

6. 评估和评估工具

(1) 案主情绪、需求和现状满意度的量表，比较前后测。

(2) 个案进行过程中，案主对个案工作的满意度和期望。

(3) 从工作中投入的时间、人力、物力和设定的目标，对比案主的明显改变和产生的显著效果进行评估。

(三) 个案过程记录(节选)

案　主：吕××　　　　社　工：×××

日　期：2009年3月31日　　　　地　点：××医院心脏外科病房

谈话记录

社　工：吕阿姨，你好呀！什么时候出的监护室呀？

案　主：前天出来的。

社　工：手术感觉怎么样呀？看你气色比在监护室里好多了啊！

案　主：(皱眉头)感觉不太好。

社　工：能详细说说吗？

案　主：我做手术前心跳一直是每分钟60次的，做完手术在监护室里就上升到每分钟120次了，一直到现在都还是每分钟110次左右。每天晚上睡觉的时候，就能明显感觉到心跳得很厉害，带动整个身体都在颤抖，睡也睡不着。

社　工：哦，听起来挺难受的。你问过医生这是怎么回事了吗？

案　主：问了好几个医生了，都说是手术后心脏不适应，是正常的，只能靠用药控制。我就怕是因为手术做得不成功，以后恢复得不好。唉，我真是倒霉！

社　工：是啊，做完手术心跳反而变快了，确实挺让人担心的。不过医生不是说了么，这样的情况只是暂时的，恢复一段时间就会好起来的。

案　主：其实我也听其他一些开刀的人说心脏会有反应，但是我就是不放心。特别是每天晚上睡觉的时候听见自己心跳就会发急，睡不好觉。你能不能再帮我问问医生？我怕他们跟我解释的时候不详细讲，我就是想多知道一点病情，这样也比较放心。

社　工：嗯，多知道一点心里也会踏实一点，也好针对原因调理自己。我会帮你问问医生的，我也会帮你问问我认识的其他医院的医生。下次来看你的时候再跟你说，或者请医生自己来跟你详细地解释一遍，你看可以吗？

案　主：那太好了，真是太谢谢你啦。

（**点评：**以上谈话可以看出案主对心跳过快的情况非常敏感和担心，担心手术做的不成功，会影响身体的恢复和以后的生活质量。心跳过快和由此带来的焦虑使案主处于较大的精神压力之下。而医生对此的回答也不够清楚和肯定，案主希望能够通过医务社工再次询问医生。社工需要及时介入，一方面帮助案主和医护人员沟通，获得足够的信息；另一方面要缓解案主的的担心和焦虑。）

社　工：呵呵，这是应该的。不过我觉得，现在虽然不知道原因是什么，但是现在我们应该做的就是少担心，少发愁，让心情好起来，这样对身体康复总是有好处的。想得太多情绪不好，心跳可能会更快，而你不开心，家人也会担心的，你说是吗？

案　主：是啊，他们看见我急，好像比我还难受。我也知道要放宽心，这样老是想着好不了好不了也不是个办法，反而会把身体弄坏。

社　工：是啊，你能这样想就对了。我这里有一些简单的调整心情的方法,没事的时候可以试试看。一种可以称作"自我暗示"。当你心里着急的时候,你就不停地跟自己说,放轻松,放轻松,放轻松。这样重复无数遍,到最后,你就会发现你真的放轻松了。或者在烦恼的时候,你就在心里数羊,从1数到500。等你数到500时,你会发现,你几乎忘记了之前烦恼的事情。然后反过来一想,其实并不值得我们去烦。这样就不会再烦了。这种方法是不需要太多的体力,很适合你现在的情况。所以你可以尝试一下。

另一种叫做"空杯子法"。就是拿一个杯子,如果没有,你就想象着你面前有一个杯子,然后把你觉得很不顺心的事情全都倒进杯子里面。你也可以把杯子当作一个倾听者,然后把不开心的事情一股脑儿全说出来。这样你会发现心情真的轻松了很多。

总之你看看哪种适合你,对你有用,下次我还会帮你找一些新的方法介绍给你。希望在下次看见你的时候,你已经不需要这些方法了,自己能够适当地控制自己的情绪。

案　主:好的,我一定会试试的,你放心。

(**点评:**其实在会谈前社工就从医护人员处了解到案主术后恢复不是很理想,出现了一定的焦虑情绪。因此,社工在会谈前准备了情绪调整技巧,在和案主共同讨论面对焦虑恐惧心态的应对方法后,将"自我暗示法"和"空杯子法"等缓解焦虑的技巧传授给案主。)

(四)个案评估

案主姓名	吕××	性　　别	女
职　　业	退休教师	住院号	×××××
档案号码	××××××	联系电话	××××××××
家庭地址	上海市××区××路××号		
评估日期:	2009/04/05		

1. 统计数据

面谈次数：5

家访次数：1

电访次数：1

2. 服务成效评估

（1）社工观察

案主的情绪从焦虑不安逐渐稳定下来，笑容也多了，愿意和社工聊一些开心的话题，并且也开始主动和病友交流手术和康复的经验和信息。在自信心方面，案主由被动接受治疗和照顾，转变成积极自信地改变自己的情绪，主动配合医生和家人。在认知方面，案主逐渐减少了因为未知而产生的对疾病的焦虑和紧张，心情放松了很多，笑容也多了。在其他方面，案主从一个人担忧和自责，转变为主动和家人进行沟通。

（2）案主主要变化

① 案主因为疾病而产生的负面情绪基本得到释放，在焦虑和抑郁方面有了明显的好转，情绪以乐观和自信为主；

② 案主能够正视自己心脏搭桥手术患者的身份，积极主动配合医生和家人，并逐步适应术后生活；

③ 案主与家人沟通交流的产物：从最初的愧疚和压力，变为充分利用家庭支持系统后带来的信心和动力。

3. 其他长期目标/建议或跟进干预

（1）增强案主对情绪的自我控制和调节能力；

（2）促进案主出院后和子女的充分沟通，修复和提升案主的家庭功能；

（3）建议案主参加“开心人俱乐部”，实现社会功能的继续全面提升。

4. 社工自我评估（略）

五、操作要点

在目前的情况下，一般患者在接受个案辅导前，可能有一个抗拒和排斥的过程，这主要是由于普通民众对医务社会工作不了解而造成的。对于医务社工而言，刚开始工作时要花费较大的努力，并可能要改变一些工作方法，如：不必从一开始就向患者介绍是来进行社会工作的，而是在与其建立了较为可靠的专业关系时再向其介绍自己的工作，并让患者决定是否需要帮助。此时的情况有两种，一是患者拒绝帮助；二是患者出于好奇或无所谓的心情而同意医务社工的帮助，但在社会大众对医务社会工作缺乏必要了解的时候，一般情况下是较少有患者是真正向医务社工寻求帮助的。对于医务社工来说，无论患者抱有什么心情接受或同意医务社工提供帮助，都是向广大患者及其家属宣传医务社会工作的机会，必须以专业的态度来认真对待。

在设定工作目标时，要从实际出发，因为现有的制度和社会背景，医务社工在开展工作时，不可能将一些政策制度方面的空白点和需政府部门作较多协调的工作作为服务目标，如为案主申请减免相应额度的医疗费用、为案主申请调换住房、为案主转介服务机构等。现阶段，医务社工应从小处着手，如处理案主因疾病引起的负面情绪、排除案主对手术的恐惧心理、恢复案主对战胜疾病的信心等；有时在一个案主身上，可能集中了许多问题，如心理问题、经济问题、家庭问题等，这些问题在特定的情况下是互为因果和相互影响的，在有条件的情况下，医务社工可以全面考虑，进行介入；但在条件有限的情况下，特别是一般患者在医院的住院天数不会很长的情况下，应以重点为主要目标进行介入，以获得较为可靠的正面效果。

在进行中期和结案评估时，除了用一些专业量表外，也应结合一些较为客观的描述和分析，如案主的话语、案主与别人接触时的表现、第三者的评价等，而不应把医务社工的主观想法和判断作为进行评估的主要依据。当然，有时医务社工的判断和主观分析是必须的，但也应尽量做到以事实为依据。

很多案例在结案时，不需安排后续服务。这是因为至案主出院为止，案主的基本情况已发生了较大的改变，案主的治疗也已基本结束，而且取得了较好的效果；但也有一些案例，如需为案主解决出院后的康复锻炼，或案主需要进一步专业医疗服务的，则可根据实际情况为案主安排后续转介服务。转介的方式和途径可由上级医院转介至下级医院，或由医院转介至专科医院，也可由医院转介至社会康复团体，如癌症俱乐部等，当然也可以将案主由个案服务转介至社工部的病友小组。

第二节 小组工作

一、概念界定

1. 概念

又称团体工作、群体社会工作、团体社会工作等，指社会工作者以两个或以上的个人所组成的小组为工作对象，通过有目的的小组活动和组员间的互动，引导、帮助小组成员共同参与集体活动，以获得相关经验，协调人与人之间、人与环境之间的关系，促成个体行为的改变，恢复与发展社会功能，最终实现开发个人潜能，使个人获得成长的社会工作方法。在医务社会工作范畴内，小组工作以由患者及其家属组成的小组为工作对象，通过小组成员间的经验分享、情绪支持和相互讨论的过程，协助患者及家属对疾病的反应与治疗有更深入了解，帮助他们恢复信心，解决所面临的问题，恢复正常的生活功能。小组强调团体内人与人之间的互助，使个人在小组中充分感受到团队精神，体验、分享他人对抗战胜疾病的成功经验，从中增强对疾病的认识程度和抵抗能力。医务小组工作能产生比较理想的效果，对小组成员有较积极的正面影响。成功的小组，当小组结束后，小组对个人的影响还将长期存在，会对小组成员日后的治疗、康复都产生巨大的影响。

小组工作的特征为：①组员之间有共同的目标和利益；②组员对小组有认同感；③组员之间相互依存和相互影响；④小组中有进行社会控制的方式；⑤形成特定的小组文化和氛围。

2. 常见类型

(1) 教育小组。在社会工作比较成熟的国家和地区，教育小组被广泛应用于社区、学校、医院等场所。

目标：通过帮助小组组员学习新知识、新方法，或补充相关知识之不足，促使成员改变其原来对于自己问题的不正确看法及解决方式，从而实现小组组员的发展目标。

(2) 成长小组。成长小组大凡运用于各类学生及边缘群体的辅导工作。

目标：帮助组员了解、认识和探索自己，从而最大限度地启动和运用自己的内在资源及外在资源，充分发挥自己的潜能，解决所存在的问题，并促进个人正常健康地发展。

(3) 支持小组。支持小组一般是由具有某一共同性问题的小组组员组成。通过小组组员彼此之间提供的信息、建议、鼓励和感情上的支持，达到解决某一问题和促成成员改变的效果。在支持小组中，最重要的是小组组员的关系建构、相互交流和相互支持。

目标：指导和协助小组组员讨论自己生命中的重要事件，表达经历这些事件时的情绪感受，建立起能够互相理解的共同体关系，达到相互支持的目的。

(4) 治疗小组。治疗小组的组员一般来自那些不适应社会环境，或其社会关系网络断裂破损而导致其行为出现问题的人群。

目标：通过小组活动，帮助小组组员了解自己的问题及其背后的社会原因，利用小组的经验交流和分享，辅以一定的资源整合或社会支持网络，达到对小组组员的心理和社会行为问题的治疗，从而改变小组组员的行为，重塑其人格，开发其潜能，促使其成为健康、健全的社会人。

医务社会工作中的小组一般以支持性小组（如癌症病友小组等）和治疗性小组较为常见。

3. 理论模式

（1）社会目标模式

特点：包含社会意识、社会责任、社会变迁等基本概念。该模式主要以社区归属和社会整合为最终目标，关注的是社会秩序和社会价值观，以小组工作促成社会行动，从而实现社会的变迁。它认为人类往往是通过团体力量达成社会行动的。它强调发展团体本身的功能，强调成员在团体中学习团体活动的规则、培养团体活动能力以及通过团体达成社会行动的能力。社会参与、社会行动、民主过程与学习是这一模式的中心概念。这一模式关心民主的进程，关心如何增加个人和团体的社会权力。

宗旨：发展和提高小组成员的社会意识和潜能，同时也发展和提高他们实现社会变迁的责任心；发展小组成员的能力，提高他们在应对环境方面的个人能力，增强他们的自尊心和社会能力。

（2）互惠模式

特点：注重利用群体互动的力量自助助人，在目前的小组工作中应用十分广泛。它适合各个生命周期的个体，既可用于解决儿童、青少年成长过程中遇到的问题，也可用于解决中年人工作、生活中的压力问题和老年人因为年老孤独难以适应晚年生活的问题。在该模式下，小组有一个共同的目标，是一个互助的系统，在这个体系里，成员相互依赖并分担互相帮助的责任。

宗旨：小组组员通过人与人之间交互反应的关系，共同活动，分享情感，从而帮助个体形成良好、健康的人格，满足人们娱乐、情感、交往之需要，帮助有压力或有问题的人通过心理和行为上的学习和调试，化解个人危机。

(3) 治疗模式

特点：小组治疗模式着眼于矫治、治疗、人格重建等过程，也被看成是再教育过程，包括对现在和过去事件的潜意识的觉察和了解，也可用来矫治妨碍个人功能的情绪和行为障碍。小组在这里是治疗环境，也是治疗工具。这一模式被广泛地运用于精神病治疗、心理治疗、青少年不良行为矫正等领域。由于组员的特殊性，治疗模式会比较依赖专家的判断和专业化的指导。

宗旨：是以治疗个人为小组目标，其关注的中心是怎样运用小组工作来改变人的功能丧失与行为偏差状况，协助个人社会功能的恢复与行为的矫治，帮助个人达到心理、社会与文化的适应。总之，该模式的介入是为个人的康复和重建，其最终目标是改变受助者而不是改变社会。

(4) 发展模式

特点：该模式把小组理解为有其内在演变逻辑的生命有机体，小组的发展是小组生长、成熟、衰落的过程。小组的运动必定会经历一个又一个的阶段，每个阶段都前后关联。不同的阶段有不同的目标与任务。小组的发展是小组成熟的过程，其中，成员既对小组发展提供力量，又随小组发展而成长。这个模式强调"时间、过程和小组发展阶段，以及小组成员与发展的关系"。组员的朋辈关系及共同的目标和兴趣是该模式的工作重点，在注重组员自我完善的前提下，该模式鼓励组员互相推动朝一个共同的目标努力，在完成任务的过程中满足组员的自我发展及小组目标。

宗旨：通过小组鼓励成员参与、表达自己，进而找出大家的共同兴趣和目标，以民主的过程实现小组目标和组员的自我成长。

二、服务对象

以门诊及出院后处于康复阶段的患者为主，如住院患者身体状况允许，当小组主题与其治疗过程相符时，也可作为小组的服务对象。一些目标特殊的小组，如医护人员减压小组、医患互动小组等，其服务对象可涵盖医护人员。

三、过程模式与操作流程

1. 过程模式

第一步：准备期。招募组员，确定小组目标、小组节次主题与活动内容，人员、场地、物品、经费筹措与准备；

第二步：小组初期。一般为第一、二节次。主要焦点为破冰，介绍组员相互认识，消除小组的陌生感，初步营造小组的和谐互助氛围，增强小组趣味性，提升小组吸引力；

第三步：小组中期。包括第三节次至小组最后两至三节次前。引导组员向达成小组目标前进，增强互助与分享环节，促使小组成员对小组产生归属感，对小组前期环节进行检讨；

第四步：小组后期。一般指小组最后一节次前的两节次。聚焦在强化小组成员已取得的成果上，增强组员的个人自信心与小组成员间的支持度；

第五步：结束期。小组的最后一节次。主要处理小组的离别情绪，鼓励组员依靠自身力量及社会资源继续前进。完成小组成效评估、组员测评方面的工作。

考虑到医院内的小组一般成员为患者及其家属，故小组的进程一般不会过长，以五至六节为适。在此种情况下，小组后期与结束期常无明显界限区分。

2. 操作流程

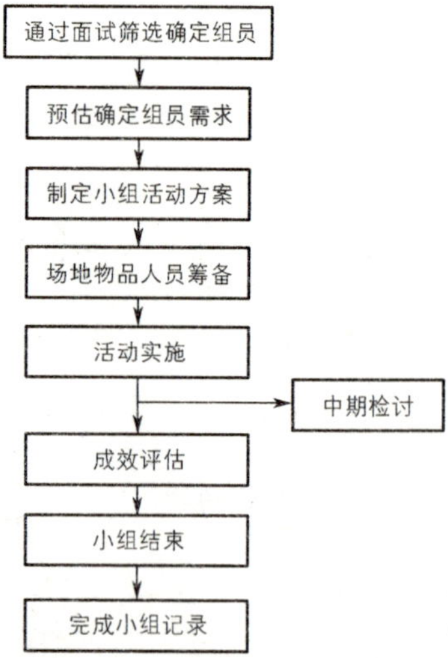

图 2　小组工作操作流程

四、模拟案例

(一)“走到一起来”乳腺癌小组计划

1. 案例背景

乳腺癌是女性最常见的恶性肿瘤之一,其发病率已超过子宫颈癌,是一种严重影响妇女身心健康甚至危及生命的疾病。

由于乳房是女性重要的第二性征,乳腺癌不仅影响患者的生理健康,更对女性的自信以至自我认同造成重大冲击。作为乳腺癌康复患者,虽然度过了手术、化疗乃至放疗等一系列艰难的过程,但仍需定期检查,预防复发。同时,面对术后的自我,患者也需要调整心态,适应新的生活。此外,由于康复患者大多已退休,如何使退休生活过得丰富而充实,也成为需要面对的另一问题。

2. 问题预估

(1) 渴望获得更多预防乳腺癌复发的知识;

(2) 负面情绪时常产生,对家人感到愧疚;

(3) 对自己的形体缺乏信心,因形体改变而产生的不自信;

(4) 因自我封闭,生活单调。

3. 工作目标

(1) 总体目标

使组员掌握正确的医疗保健知识,建立积极乐观的生活态度。

(2) 短期目标

- 解答组员对于保健方面的疑问;
- 通过分享经历,消除组员负面情绪,使其感受来自家人朋友的爱。

(3) 长期目标

- 使用正确的方法进行术后恢复及保健;

- 学会自我欣赏，提升自尊自信，丰富生活内容，增强生活信心。

4. 介入策略

(1) 理论基础

马斯洛的需求层次理论认为，人类在个人发展方面有着巨大的潜能。人类的所有行为都源自特定需求。当最基本的需求得到满足后，人们就会致力于实现更高一层的需求。这些需求从低到高分别是：生理需求，安全需求，归属感和爱的需求，自尊与尊重的需求，自我实现的需求。

在社会工作实践中，社会工作者必须首先帮助案主满足其基本的需求，才能进一步满足其更高一级的那些需求。对乳腺癌患者来说，如何保持健康、预防复发可以看做是她们的安全需求，只有满足这一需求后，她们才会追求更高级的需求。

(2) 干预模式

本小组主要采用互动模式。

互动模式认为：①个人的满足感来自于他们的社会归属感和互相依赖；②个体与社会之间是系统化关系；③团体是有机体，一个有机整体的各个部分之间相互依赖；④个人具有互惠的动机与能力。该模式重视互助系统的建立、组员之间的互动、子系统（组员）与整体系统（团体环境和社会环境）之间互动与互惠关系的建立。

治疗性的自助小组是互动模式的运用领域之一。在小组中，医务社工是沟通媒介、行为典范、资源，也是与组员地位平等系统中的一部分。小组通过鼓励成员分享关心的问题、经历和经验，以及家庭成员之间的支持，去帮助患者应对疾病。活动内容的特点包括：有助于培育相互支持，有助于达成个人与团体相结合的目标。活动内容由团体成员商讨决定。

考虑到马斯洛的需求层次理论，安全需求是比归属和爱的需求更为基础的需求层次，需要优先满足。因此，应首先通过保健知识的讲解满足组员的这一需求。

5. 干预时间与内容安排

节　次	目　　标	内　　容
第一节 09/05/14	• 组员及医务社工相互认识 • 组员间建立关系 • 介绍食疗知识，答疑解惑	• 介绍小组(小组目标、内容、医生及医务社工自我介绍……) • 组员自我介绍：破冰游戏 • 外科医生讲解术后保健注意事项 • 游戏：饮食知多少 • 中医点评、讲解食料知识 • 外科及中医医生为组员答疑 • 发纸片介绍一种辅助治疗：按摩
第二节 09/05/22	• 增进彼此了解，分享治疗经历 • 情绪释放与疏导 • 加强成员联系，建立组员间互助系统	• 上一节内容回顾 • 互动游戏 • 分享康复过程经验：生理、心理两方面 • 拆信封分享，写回信 • 介绍一种辅助治疗：色彩冥想＋相关介绍
中期检讨		
第三节 09/05/25	• 提升组员自信心 • 提升动机，找到生活乐趣，培养兴趣 • 小组活动回顾	• 上一节内容回顾 • 讨论：女性的价值所在 • 色彩搭配及配饰选择 • 谈论过去的成就和兴趣、爱好 • 回顾小组历程 • 关于小组的问卷调查 • 发放总结小册子并合影留念

6. 评估及评估工具

(1) 在最后一节小组活动时，组员将被安排完成一份问卷，由组员自评参与小组前后变化情况。

(2) 根据工作人员及志愿者在小组进行时的观察与分析进行评估。

(3) 从出席率及参与情况、组员投入程度作评估分析。

(4) 通过与组员的访谈来了解他们对小组活动的感受及意见。

(二)“走到一起来”乳腺癌小组记录(节选)

(第__一__节)

1. 小组名称

走到一起来

2. 活动时间

2009/05/14

3. 活动地点

医院二楼小会议室

4. 活动成员

鲍××、赵××、崔×、卞××、姚××、瞿××、何××、李××、冯××

5. 医务社工

王××、邓××

6. 活动主题

破冰,建立专业关系及术后恢复知识讲解。

7. 活动目的

小组建设,初步形成小组权威及凝聚力。

8. 活动安排

(1) 医务社工自我介绍,并介绍小组名称、性质、目的。

(2) 小组成员自我介绍。

(3) 普外科医生介绍术后恢复知识。

(4) 自由提问。

(5) 中医科主任介绍乳腺癌患者饮食宜忌。

(6) 小组结束。

9. 时间安排

09:35－09:37　医务社工自我介绍,并介绍小组名称、性质、目的。

09:37－09:45　普外科张主任发言。

09:45－10:15　小组成员自我介绍。

10:15－10:35　普外科医生介绍术后恢复知识,组员自由提问。

10:35－10:50　中医科主任介绍乳腺癌患者饮食宜忌。

10:50－10:56　过程回顾。

10:56　小组结束。

10. 活动过程

活动准时开始,有两名小组成员迟到,3 位医生分别于小组中途加入。小组进展较为平稳,张主任发言后,气氛较为严肃,组员进行自我介绍后,气氛较之前轻松不少,导致在梁医生发言的时候,组员多次欲打断梁医生进行提问。之后的中医知识介绍环节,组员分为两派,一部分人在询问中医知识,一部分人由于问题没有得到解答,仍继续围着梁医生问问题。由于时间过长,将保健操调整至下次内容。11 点左右,小组顺利结束。

11. 成员表现

本节小组开始前以及初期,成员显得较为严肃、紧张,在自我介绍的环节中,成员基本能做好自己的发言并认真听别人的发言,经过此环节,成员放松不少,但也在之后的环节中表现得“过分自由”:在梁医生发言的时候，急于想提问而插话；在张主任介绍乳腺癌患者饮食宜忌的时候，仍有不少人在向梁医生咨询。

12. 活动评估（略）

（三）“走到一起来”乳腺癌小组评估

1. 时间与内容安排

节 次	目 标	内 容
第一节 09/05/14	认识你我，创造友好气氛	• 医务社工自我介绍，并介绍小组名称、性质、目的 • 小组成员自我介绍 • 普外科医生介绍术后恢复知识 • 自由提问 • 中医科主任介绍乳腺癌患者饮食宜忌 • 小组结束
第二节 09/05/22	分享患病经历，增进组员互动，建立生活信心	• 回顾上节内容 • 游戏：我是谁？ • 我的故事——分享康复过程经验 • 我的一天 • 视频与分享：我们都一样之明星篇 • 幻灯片与分享：我们都一样之普通人篇 • 回顾内容，分享活动感受 • 填写调查问卷
中期检讨		
第三节 09/05/25	加强组员间的互动，帮助组员发现自我价值，强化自我认同	• 带领组员回忆上节活动，上次缺席者进行自我介绍 • 游戏：七巧板 • 冥想 • 视频播放：抗癌斗士 • 分享：我的优点是…… • 赠送相册，总结活动

（续表）

节　次	目　　标	内　　容
第四节 09/05/31	仪容仪态介绍，提升组员自信心	• 回顾上节活动，预告本节活动 • 小组成员分享照片 • 服饰色彩搭配展示 • 礼仪气质小课堂 • 赠送礼品，组员分享感受 • 回顾历程，离别情绪处理，宣布本乳腺癌小组结束 • 问卷填写

2. 成效评估

（1）问卷调查

在最后一节小组活动时，组员被安排完成一份问卷，调查组员对小组活动的满意度。结果显示：组员都表示对小组活动十分满意，很高兴能够在小组中获得饮食保健方面的知识，并能与病友进行交流；组员在问卷中希望今后类似的活动可以多多举行，还可以组织出游活动，丰富她们的生活。

（2）小组观察

① 小组成员整体表现

组员对小组活动十分投入，后期迟到情况减少，分享过程逐渐变得井然有序。组员间建立起了良好的关系，在小组活动前后，乐于分享自己的生活情况和医疗方面的信息。在小组讨论中，组员们的分享真诚而热烈，虽然有时偏离了小组的设定，或是出现打断、抢话的情况，但也促进了组员间更好的交流。

② 小组成员个别表现

崔××：与李××关系很好。热心开朗，但不善言辞，常常需要医务社工进行引导、鼓励。

卞××：活动的投入程度不高，不太愿意表露自己的情感。在最后一节活动前，向其他组员透露了与丈夫的问题，获得了大家的安慰和支持。

在那次活动中，表现得很投入。

姚××：说话很有水平，能很好地配合医务社工。

李××：分享过程中最活跃的成员，对自己的经历滔滔不绝，乐于与他人分享自己的感受，但在他人发言时，常打断别人的讲话，或表现得心不在焉。

毛××：热心的组员。讨论中的表现不温不火，但常常自告奋勇第一个发言。每次结束后都帮助医务社工收拾水杯。

冯××：刚结束化疗，参加了两节活动，对康复的信息需求很大，希望从医生、病友处获得更多的知识。在活动中，能很好地领会社工的意图，是很好的配合者与示范者。

五、操作要点

（1）面试是开设小组活动前的重要环节，因为面对同样的问题，每一个个体的需求可能不同，也可能有不同的认识。因此，在设置小组活动内容时，应通过面试，广泛听取各位小组成员的意见和建议，了解他们的需求和基本情况；同时，面试也可以使医务社工了解是否每一位备选小组成员都适合既定的小组活动，因为在小组活动确定的内容适合大多数组员的情况下，还是有可能不适合于某一个个体，在此情况下，应及时客观地向病友讲明，并尊重病友自己的选择。

（2）设置小组活动的长度（节数）和时间时，应考虑到病友的情况，如安排的时间是否适合所有的或大多数组员的正常参与，小组的长度是否是组员能够接受的。考虑这种因素时，应考虑病友的身体情况是否适合小组内容的开展，病友是否会在过长的小组活动中出现病情反复等。但有时，根据小组的进程，也可按小组成员的实际需求，适当增加小组的次数（如上述小组，就根据小组成员的需求在原计划的基础上增加了一次活动）。除此之外，应考虑是否某一个组员对某一安排有排斥心理等，如遇到这种情况，应予以避免。

（3）小组活动的每一次活动后的评估是十分重要的，因为通过评估除了能及时得到组员的反馈信息外，还能帮助医务社工适当地修正总体方案和内容的设置；因为小组工作不同于个案工作，小组工作需要有一个较为全面的协调和统筹，除了使小组安排适合既定的总体目标外，还要注重每一项活动内容是否适合于每一个小组成员。因此，及时地了解组员的感受是必须的。

（4）小组的活动内容必须根据小组的性质和特点来安排，以提高成员的兴趣和参与度。如以上的小组，医务社工根据乳腺癌术后患者因形体改变而产生自卑等负面情绪的特点，安排了女性仪表仪容的讲解及挖掘自身价值等分享环节，以提升组员的自信心和自我认同感。

（5）医务社工在活动中的作用很重要，除了安排好小组的活动内容外，还应在调控小组气氛上做适当努力。因为小组气氛是影响小组成败的直接因素，特别是要努力使小组的氛围有助于促进病友的身心健康。

（6）在治疗小组活动时，有时专业医务人员的参与是必要的。在一些活动中，如组员的经验分享和专业知识问答时，专业医务人员的评价和鼓励会比医务社工或其他组员的肯定更起作用，组员也会因此而得到更多的信心。

（7）在小组进行中，有一些技巧对于小组的成效至关重要，如沟通和互动技巧（全神贯注倾听、积极给予回应、适当帮助梳理、及时进行小结、表达鼓励支持、促进互动交流），控制小组进程技巧（适当给出解释、提供精神支持、促使承担责任、避免行为失当、连接集体和个人、严格设定界限、适当挑战内心、分类妥善处理、整合小组行动），小组会议技巧（做好开场演讲、设定会议基调、把握中心话题、播种未来希望、善于等待求变、真诚流露自我、告知可选方案、灵活运用眼神、订立行动同盟），策划小组活动技巧，包括小组活动设计（初期、中期、结束期的活动设计）和设计小组活动需要考虑的因素（小组的最终目标、小组组员的特征及能力、物质环境及资源提供的状况）等。

第三节　社区工作

一、概念界定

1．概念

社区工作是以社区及其成员整体为对象的社会工作介入手法，通过组织成员有计划地参与集体行动，解决社区问题，满足社区需要。在参与过程中，让成员建立对社区的归属感，培养自助、互助和自决的精神，加强其社区参与及影响决策的能力和意识，发挥成员的潜能。

社区工作的功能主要体现在以下三个层面：

（1）社区社会工作对居民个人的功能：①通过专业方法帮助解决个人困境和问题，并预防问题的再次发生；②通过专业理念帮助恢复和提升个人社会功能；③发展个人潜能，促进全面发展。

（2）社区社会工作对社区的功能：①有利于解决社区问题；②有利于增强社区凝聚力；③有利于培养居民的公民意识和公共意识。

（3）社区社会工作对社会的功能：①社区社会工作有利于社会问题的解决；②社区社会工作有利于促进社会保障制度的健全与完善；③社区社会工作提高居民的精神文化素质，有利于净化社会风气，维护社会公平与公正，促进和谐社会建设。

相对于个案工作和小组工作，社区工作的特点为：

（1）分析视角注重结构取向而非个人取向；

（2）介入问题的层面更为宏观：认为解决问题的责任不完全在个人身上，政府、社区都应承担相应责任。因此，其介入涉及到社会政策层面，注重资源和权益的分配；

（3）具有一定的政治性；

(4) 富有批判和反思精神,反思社会政策和社会结构中的问题。

一般来讲,社区工作包含任务目标和过程目标。任务目标是通过提供服务解决一些特定的社会问题,过程目标是促进社区居民的一般能力发展或提升。

2. 理论模式

(1) 地区发展模式

特点:认为假定社区的变迁,可以通过当地社区居民在有关社区发展的目标确定和行动中的广泛参与来追求。其特点为:关注社区的共同性问题;注重通过培养社区自主能力来实现社区的重新整合;过程目标的地位和重要性超过任务目标;特别重视社区成员的参与,希望通过居民的参与实现自决自助。

目标:通过解决共同的问题来改善居民的生活;减少因为贫困、种族、性别等因素引起的社会不平等;执行和保护民主的价值,并将其作为社区组织的一部分和社区发展的结果;促使个人作为一个个体发挥他们的潜能;创造社区意识。

(2) 社会策划模式

特点:也称社会计划,是在了解社区问题的基础上,依靠专家意见和知识,通过理性、客观、系统化的分析,对解决社区问题的过程和方法进行计划的工作模式。其特点包括:注重任务目标的实现;强调按照理性原则处理问题;强调过程的理性化和方法的科学化;注重由上而下的改变及指向社区的未来变化。

目标:达成某项目标,即解决社区的实际问题。

(3) 社区照顾模式

特点:动员并连接正式和非正式的社区资源,去协助有需要的人士,从而使社区成员间形成互相关怀和相互扶持的氛围。其特点为:协助服务对象正常地融入社区;强调政府、营利机构、非营利性机构、志愿组织、社区、家庭、个人等多方面共同承担服务责任;非正式照顾是重要方面,并重视初级群体、非正式关系的照顾。与正式的社会服务一起,支援和协助人们解决困难，提倡建立相互关怀的社区。

目标：重新确立社区的地位，发扬社区互助的精神，建设互尊互爱的社群生活。

（4）社区教育模式

特点：是有关机构或主体针对社区成员的需要和社区发展的需要，组织协调社区内外资源，采用不同形式的传授方法，以达成工作目标的一种工作模式，是与学校教育、家庭教育并列的社会教育之一。

目标：满足社区居民在精神与物质层面的学习需求，强化整体权能。

二、服务对象

社区居民。包括一般意义上的社区，或是某个社会层面、领域、区域和阶层的个体集合体。这里尤指医院所处社区的居民。

三、过程模式与操作流程

1. 过程模式

第一步：探索准备阶段。了解社区背景，包括环境分析、人口分析、资源分析，发现社区问题和需要。随后确定工作目标及标准，选择可行的方案；

第二步：计划执行阶段。形成工作的细化项目，把握项目执行需运用的工作技术，包括联系群众、发动群众、建立组织、联系组织和利用社会及舆论等，并按计划落实具体目标；

第三步：撤离、评估和反思阶段。完成后阶段项目评估与报告，检讨项目存在不足之处等。

2. 操作流程

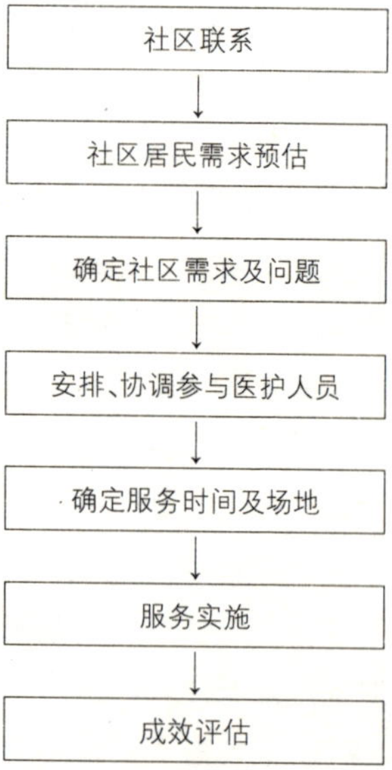

图 3　社区工作操作流程

四、模拟案例

（一）×××社区居民高血压服务项目计划

1. 项目背景

相关数据统计显示，本市35岁以上人群患高血压病者达29.8%，并有不断上升的趋势，尤其30岁左右年轻人近年患病率增加了一成。一项由市卫生局和市疾病预防控制中心组织开展的上海16万人群抽样调查显示，在众多的高血压患者中只有46%知道自己得了高血压。更令人担忧的是，许多年轻人对高血压这一严重危害健康的疾病没有充分的认识。有20%以上的高血压患者担心长时间服药会出现耐药性，有的年轻患者更是不遵医嘱自行停药，从而错失了降压治疗的有效时机。调查显示，高血压患者还会出现长期焦虑、紧张、心理压力过高等心理社会症状。

×××社区60岁以上老人约1 250人，患有高血压的有500多人，约占40%。这些患病居民对于高血压的常识和日常保健知识存在很大需求。

2. 需求评估

(1) 资源有限：社区根据居民需要，每个居委安排一个志愿者为居民测量血压，但由于志愿者的专业知识缺乏，无法满足居民的咨询需求。

(2) 社区服务内容单调，不够丰富，且次数达不到需要。现已经组织过的活动仅限于医学讲座，且次数少，虽然偶有涉及饮食与生活习惯、精神压力缓解，但也仅局限于介绍，基本没有可操作性，缺乏专业指导。

(3) 由于服务活动组织松散，缺乏持续性，高血压患者希望活动变得有规律些。

(4) 观察发现，虽然通过志愿者量血压活动，很多人都来测量，但是居民之间缺乏交流，关系淡漠，信息不畅通。从根源来说，是因为缺乏互助网络,居民之间的经验分享和支持不够。有了网络,他们可以持续地共享经验,相互扶持,缓解疾病带来的压力。

3. 理论基础

本社区项目计划基于“互助网络”理论,即将一群有共同需要的、面对共同问题及困难的人组织起来,成立一个团体,使其通过互相接纳与认同,获得鼓励及自信,发挥自助及互助的能力,提供多元化的互助支援。服务对象年纪在65~80岁,都已退休,由于其大多文化程度不高,不善于利用资源和信息,从而大大降低了他们贡献社会的能力。他们对自己的疾病很在意,却有很多错误认知,这些负面认知在长期病患过程中对其内心产生很多负面的冲击,使其很容易陷入无助无能的境况中。所以很有必要通过专业人士的介入,把他们组织起来,成立互助组织,以促进彼此的支援,倡导自身的权益。

通过系列活动,为服务对象提供多元化的支援、资料、建议,使得他们认识到他们并非孤军奋战,强调同舟共济之精神。在互助网络中,协助者和受助者之间没有绝对的界限,无论是协助者还是受助者均能提高他们的自我形象和在别人心目中的重要性,使其获得良好的社会支持。这种网络也被视为促进健康的基本资源。

4. 项目目标

(1) 任务目标:通过活动,鼓励高血压患者的自助与互助,增进相互支持与沟通,提升社区健康水平;促成互助网络的形成,推动针对高血压患者的持续性服务。

(2) 过程目标:①提升调动资源能力。尽量通过与医院及居委会协商,在设备和场地上给与支持,进一步提高现有资源的利用能力。②丰富原有服务活动内容,在原有基础上增加次数,形成规律性。③争取发展志愿者资源,满足当前居民定期测量血压的需求。④促进互助网络的建立与维系,增进患者之间的交流与沟通。⑤通过服务活动,提高患者对自身的管理能力，增强其应对疾病的信心。

5. 服务对象

×××社区患有高血压的居民(自愿报名参加)。

6. 活动设计

节　次	形　式	日　期	地　点
第一次	• 开幕式 • 高血压知识有奖竞赛 • 组员相互熟悉，自由分享交流	09/7/6	××××活动中心
第二次	• 讨论与分享：高血压带来精神压力 • 压力缓解方法探讨与分享 • 练习巩固、体验与交流	09/7/13	××××活动中心
第三次	• 压力缓解方法回顾，经验交流 • 生活习惯与高血压讨论 • ××医院资深心血管专家为组员讲解咨询	09/7/20	××××活动中心
第四次	• 上次活动回顾，作业分享 • 食疗方法讨论与介绍 • 健康家常菜谱有奖评比 • 活动感受分享，互动模式交流	09/7/27	××××活动中心

7. 项目经费预算（略）

（二）×××社区居民高血压服务项目活动记录(节选)

（第 一 次）

时间　地点	服　务　记　录
时间:09/7/6 8:30～10:00 地点:×××社区活动室	• 个人体验分享,同时提出遇到的困难,探讨解决办法,通过这一过程巩固其所学的压力缓解方法。成员们认为,这几个活动易操作,在心慌紧张时非常有效果。 • 生活习惯与高血压讨论:通过讨论,让成员认识到不良生活习惯对血压控制不利。由于服务对象大多在血压控制期间,都能听从医生的建议保持良好的生活习惯,于是医务社工鼓励组员能在社区更多地分享自己的经验。
	• 请××医院资深心血管专家为成员咨询讲解:高血压患者如何安度夏季?内容涉及治疗、饮食等,并就成员提出的问题(为了节约时间,社工预先把服务对象提出的问题进行了收集整理,提前交给了医生,并与医生探讨了讲解咨询的侧重点)一一做了解答。成员们反映医生的讲解很及时,针对性很强。社工鼓励成员把自己获得的知识和讯息与社区居民分享。成员们也表示通过咨询端正了对高血压的治疗态度,改正了一些不正确的做法。 • 作业布置:放松练习

（三）×××社区居民高血压服务项目评估

1. 过程评估

由于服务对象年龄原因,活动时间的安排主要在上午时段,考虑到老人们安全原因,活动采纳了居委在活动日程上的建议,尽量选择气温适宜的天气安排活动,从活动内容上也充分考虑了老人们的需求,尽量增加他们在活动中的参与度和可操作性。

活动举行之前进行了周密的安排,考虑到当日测量血压的等候时间不能太长,项目组事先与居委做了协调,增加了两名测量人员和五名记录员（活动之后30分钟就测量完了血压，比平时等候的时间短了很多，大家都非常满意）。通过这次活动让服务对象明白了本次服务的目标和期望，增进了医务社工、居委与服务对象的了解和信任。大家在自由分享时表示，高血压患者面对同样的困难，携手同心相互支持鼓励是很有必要的。针对服务对象在应对疾病基本知识上的缺乏和一些误解，举行了高血压相关知识有奖竞答，问题的设计注重引导良好生活习惯与饮食疗法的益处。

通过讨论高血压所带来精神压力，大家都认识到疾病与精神压力之间存在的客观规律，但是都反映出一个共同的困难，就是血压的波动总给自己的心理上带来紧张心慌的感觉。社工并没有马上教给大家放松缓解压力的方法，而是先引导大家相互支持，经验分享，让大家觉得相互支持共同面对本身就是一个克服困难的重要资源，在过程中感受到自己并不孤单，然后再带领大家一起学习一套适合老年人的放松活动。通过学习与感受，服务对象都很满意，大家都愿意在家坚持练习，并愿意在亲戚朋友中推广。

通过活动的参与讨论与家庭作业的体验，服务对象对通过放松来缓解自我紧张、保持心境平和有了共识。通过××医院专家精彩的讲解与现场咨询，解答了每个服务对象在治疗控制上的疑惑，同时也不同程度地纠正了其对疾病的片面认知。通过饮食疗法的探讨分享和菜谱的评选，使服务对象对非药物疗法有了新的认识：以前大家觉得可能知道一些，但都没有坚持，过分地相信药物的控制，对于非药物作用没有足够重视，更没有体现为行动上的坚持。大家承诺要将这些经验和资讯在社区中传播，在帮助别人的同时也增强自己抵御疾病的信心。

2. 目标评估

本次项目考虑到社区的实际情况、气候以及安全因素，最后定为四次活动，大家基本上都能遵守时间上的约定，积极地参与其中，在居委的大力支持与合作下，顺利地完成了项目计划的各项任务，实现了预期的目

标,主要为:

(1) 通过服务活动,增加了服务对象在相关疾病方面的知识,纠正了服务对象在疾病治疗上的一些认知误区(比如:有位成员他是原发性疾病,他的治疗用药不能与继发性等同,否则会引发严重后果,幸而通过本项目活动得到了纠正);通过放松、食疗与生活习惯的探讨分享,增强了服务对象的自我管理能力,提升了信心,改变了以前忽视非药物治疗和遇到紧张状况不知怎么办的情况。

(2) 通过服务搭建了一个联系的平台,加强了居民、居委、医院之间的联系。医疗机构、街道组织、居委会可以借助这一平台在社区推广社区居民健康理念。

(3) 借鉴了本次项目活动的成功经验,社区相关服务形成了规律性,并在充分利用社区资源的基础上,丰富了原有的服务内容。

(4) 通过本次项目活动,很多服务对象对自我管理有了很好的经验,决定加入社区志愿者队伍,为更多有服务需求的居民提供力所能及的服务。

五、操作要点

(1) 社区工作的成功与否,与社区居民的参与程度有着很大的关系,这一点,医务社区工作也不例外。但从经验来看,居民们对活动的认识程度有一个逐渐提高的过程。当制定、安排一个社区活动时,居民们对活动可能根本不了解,即使服务项目是根据他们的需要而展开的。但如果服务项目具有实际价值的话,活动将渐渐在居民中形成影响,得到认可。这一点可以从逐渐增加的居民出席率上看出。也正因为这样,在活动前的准备工作和社区的宣传工作就显得尤为重要,特别是要让社区居民感受到我们专业的医务社工社区项目和传统的社区活动有根本性的区别。

(2) 社区工作的范围较大,当进行项目设计时,应考虑到是否符合绝大多数人的要求和特点。设想一下,如果一个活动只符合少数人特点,那么这个安排肯定得不到较大范围内的肯定,尤其是为慢性病患者举办的活动，每一个患者的感受和需求可能不太一样，在这种情况下，活动应照顾到多数服务对象的利益。同样，在为不同群体提供服务时，也要考虑到这个群体的情况。举例来讲，在制定针对社区老年人的活动时，要考虑到活动的强度是否适合老年人的特点；而在安排青少年的活动时，就要考虑到青少年好动的特点。

(3) 社区工作不同于个案工作和小组工作，社区工作的范围比个案和小组工作大得多。因此，在具体工作中，社工更应注重整个活动是否符合整个社会的价值取向，尤其是当我们要进行社区动员和宣传工作的时候，更应注意这一点。不能使所安排的活动只符合部分人群的利益而和整个社会的价值观相背离，因为如果发生了项目意义背离社会价值观的情况，那么即使活动再成功，对整个社会而言，也是毫无意义的。

第四节　服务评估

一、概念

为及时有效地获取患者对服务的需求，医院社工部不定期在医院门诊及病区范围内开展大型问卷调查。调查采用社工部自行设计的调查问卷，按随机抽样方式对包括患者服务需求、医院总体印象、医院布局、医疗服务（护士服务、医生服务、管理服务）、医疗水平和医疗环境等在内的项目开展评估调查，为医院的决策和服务调整提供科学客观的参考依据。

二、服务对象

患者及医院各部门。

三、操作流程

接受医院相关部门委托

↓

确定评估主体及重点

↓

商讨、拟定、修改、确定调查问卷

↓

确定评估方法（样本量、时间、地点、统计方法等）

↓

开展调查评估活动

↓

统计分析

↓

提交评估报告

图4　服务评估操作流程

四、模拟案例

（一）××医院就诊环境及医疗服务的调查问卷

亲爱的病员朋友：

您好，为了及时地了解您对我院就诊环境及医疗服务的意见，更合理有序地安排、调整、提高我们的服务，请您协助我们的调查。非常感谢您的合作。

××医院

2008年6月

1. 您目前居住在________

a. 上海浦东　b. 上海浦西　c. 外省市

2. 您的医疗费用支付方式是________

a. 上海医保　b. 合作医疗　c. 自费

3. 您认为××医院的整体形象较过去相比________

a. 有提高　b. 无提高　c. 有下降

4. 您认为××医院在上海市属于________

a. 一流　b. 二流　c. 三流

5. 您认为××医院从整体上看,在浦东属于________

a. 第一位　b. 第二位　c. 第三位或之后

6. 您认为××医院各科室和医疗设施的分布________

a. 合理　b. 一般　c. 不合理(如选择c,请答下一题)

您觉得××医院在各科室和医疗设施的分布上,急需解决的是

____

7. 您对××医院的医疗服务________

a. 满意　b. 一般　c. 不满意

8. 您对××医院护士的服务________

a. 满意　b. 一般　c. 不满意

9. 您对××医院医生的服务________

a. 满意　b. 一般　c. 不满意

10. 您对××医院的管理服务________

a. 满意　b. 一般　c. 不满意

11. 您对××医院的医疗水平________

a. 满意　b. 一般　c. 不满意

12. 您认为××医院的医疗水平在上海市处于________

a. 前列　b. 中等　c. 落后

13. 您对××医院的医疗环境________

a. 满意　b. 一般　c. 不满意

14. 您在××医院看病或住院的过程中感觉________

a. 舒适　b. 一般　c. 不舒适(如选择c,请答下一题)

导致您在××医院看病或住院的过程中感觉不舒适的原因是

____

15. ××医院的医护人员是否乐于接受您所提出的意见和建议________

a. 是　　b. 否　　c. 不了解

16. 您对××医院医护人员的总体印象是________

a. 礼貌、耐心　　b. 一般　　c. 比较冷淡

17. 当您在××医院就诊过程中需要帮助时，是否能得到及时的帮助________

a. 是　　b. 否　　c. 不了解（如选择a，请答下一题）

您在××医院就诊的过程中，曾得到过何种帮助

____

18. 认为××医院附近的公共交通________

a. 方便　　b. 一般　　c. 不方便

19. 您今天是如何来到××医院的________

a. 公交车　　b. 私家车　　c. 其他

20. 近期浦东×××地区的交通调整是否给您来××医院造成不便________

a. 是　　b. 否　　c. 有影响，但无所谓

21. 您对此次交通调整有何意见和建议

____

22. 您选择来××医院就诊是因为________（可多选）

a. 离家近　　b. 医术高　　c. 服务态度好　　d. 医疗环境好

e. 离单位近　　f. 有熟人　　g. 正好路过　　h. 其他________

23. 如有机会，您是否愿意向您的家人和朋友推荐××医院________

a. 愿意　　b. 不愿意　　c. 不知道

24. 请留下您对××医院工作的宝贵意见和建议

____

____

（二）关于××医院就诊环境及医疗服务等问卷调查的统计分析报告

根据院领导指示，社工部于2008年6月16日至23日在我院门诊及病区范围内开展了"关于我院就诊环境及医疗服务等方面的问卷调查"活动。此次活动采用社工部自行制订的调查问卷（另附），问卷问项共24项，包括受访者一般情况、医院总体印象、医院布局、医疗服务（护士服务、医生服务、管理服务）、医疗水平、医疗环境、医院交通和选择××医院就诊的原因等。调查按随机抽样方式进行，样本量按住院患者不少于10%、门诊患者不少于5%的比例发放。实际发放问卷300份，实际回收问卷289份，样本回收率为96.3%，其中无效问卷4份，有效问卷285份，样本有效率为98.6%。现将统计分析情况报告如下：

1. 问卷统计情况

（1）受访者一般情况

由问卷第1、2问项构成。其中来我院就诊的患者中79.2%目前居住在浦东，11.5%为浦西居民，来自外省市的患者占9%；在医疗费用支付一栏中属上海医保的为69.1%，自费患者为24.5%。

（2）医院总体印象

由问卷第3、4、5问项构成。其中"认为我院整体形象较过去有提高"的占83.2%，另有4.6%的患者"认为我院整体形象较过去相比有下降"；27.4%的患者"认为我院属上海市一流医院"，50.5%的患者"认为我院属上海市二流医院"，22.1%的患者"认为我院在上海市属三流"；56.5%的患者"认为我院在浦东地区排第一"，36.1%的患者"认为我院在浦东地区排第二"，7.4%的患者"认为我院在浦东地区排第三或三名之后"。

（3）医院布局

由问卷第6问项及其副项构成。其中，有64.2%的患者"认为我院各科室和医疗设施布局合理”,31.9%的患者“认为一般”,另有3.9%的患者“觉得不合理”,但在随后的问项中,基本上没有患者对觉得我院各科室和医疗设施分布不合理的地方给出说明。

(4) 医疗服务

由问卷第7、8、9、10问项及第14、15、16、17问项及相关副项构成。其中,73.3%的患者对我院总体服务“满意”,“不满意”占0.3%;对护士服务“满意”占78.9%,“不满意”占0.7%;对医生服务“满意”占76.5%,“不满意”占1%;对管理服务“满意”占35.8%,“不满意”占1.4%。

此外,有60.4%的患者在我院看病或住院过程中觉得“舒适”,1.4%的患者觉得“不舒适”,其中有患者指出造成其“不舒适”的原因是“病房环境嘈杂、较闷热”、“病室内病员较多,楼层较高、看病不方便”等;64.2%的患者觉得“医护人员乐于接受意见和建议”,15.8%的患者持相反观点;83.5%的患者对我院医护人员的总体印象是“礼貌、耐心”,2.1%的患者觉得医护人员“较冷淡”;66.3%的患者在就诊过程中需要帮助时得到了及时的帮助,13.7%的患者需要帮助时未能得到及时帮助。其中,患者曾得到的帮助种类分别为“社工服务、志愿者服务、就餐服务、电话咨询、医生耐心解答病情”等。

(5) 医疗水平

由问卷第11、12问项构成。其中65.6%的患者对我院的医疗水平“满意”,“不满意”占0.7%;“认为我院医疗水平在上海市处于前列”占45.2%,“认为我院医疗水平在上海市处于中等”的占50.5%,“认为我院医疗水平在上海市处于落后”的占2.5%。

(6) 医疗环境

为问卷第13问项。其中,对我院医疗环境满意的占72.3%,不满意的占0.7%。

(7) 医院交通

由问卷第18、19、20、21问项及相关副项构成。其中66.7%的患者觉得我院附近的"交通方便",7%的患者觉得"不方便";有58.9%的患者在受访当天坐公交车来我院,而14%的患者在受访当天坐私家车来我院;"认为近期×××地区的交通调整给其来××医院造成不便"的占50.2%,"认为有影响但无所谓"的占30.5%。此外,没有受访者对此次交通调整给出具体意见和建议。

(8) 选择我院就诊原因

为问卷第22问项,系问卷中惟一多选项。其中,选择"离家近"的占60.7%,选择"医术高"的占30.2%,选择"服务态度好"的占33.3%,选择"医疗环境好"的占28.4%,选择"离单位近"的占9.8%,选择"有熟人"的占5.6%,选择"正好路过"的占3.1%。另有3.5%的患者选择"其他",原因主要是"定点医院"。

(9)其他

为问卷第23问项。其中,有77.9%的患者"愿意向家人和朋友推荐××医院",有5.6%的患者表示不会将医院推荐给他人。

(10) 主要意见和建议

为问卷第24问项。

存在的主要问题

(1) 医疗方面

- 个别科室医生的医疗水平有待提高;
- 专家门诊停诊情况较多;
- 检查项目过多。

(2) 服务方面

- 医生服务态度欠佳;
- 护送人员护送患者检查不负责任;
- 病房伙食不够好;
- ××科室患者排队时间太长。

(3) 环境及其他方面

- 散发"小广告"的人较多;

- 晚上救护车的声音太大，影响病房内患者休息；
- 患者家属陪护没有限制，患者没法得到很好休息；
- 病房拥挤，××科室与车库相邻，通风不好；
- 对患者停车收费过高；
- 病房床头柜设计不合理，挂毛巾不顺手；
- 患者换洗的内衣裤无晾晒处。

主要的意见和建议

(1) 医疗护理方面

- 业务水平需提高；
- 护理质量还需提高；
- 医生给患者配药应征求患者意见。

(2) 服务方面

- 希望提供上门服务；
- 希望医护人员能耐心对待患者；
- 改进医生的服务态度、医德和礼貌；
- 希望医护人员尽量能用普通话与患者交流。

(3) 环境及其他方面

- 门诊输液室应尽量保持安静；
- 病房窗户能否开大一些；
- 护工家属不应在病房洗澡；
- 患者家属应遵守医院制度；
- 能否给离退休干部设一个保健室；
- 应提升管理效率。

受访者直接向调查者反映的问题

- ×××××室过于闷热；
- ××科门诊护理巡视不应出现空档；
- ××科区域内空气流通较差。

(11) 在受访过程中，被提及表扬和批评的医护人员

- 表扬（名单略）
- 批评（名单略）

2. 相关情况分析

2000年，社工部也曾于医院范围内举行过类似的问卷调查活动，采用的问卷与此次问卷有很多相似之处，以本次问卷统计情况与之相比，得出以下结论：

（1）医院的整体形象进一步提升

2000年问卷调查的数据显示，有66%的患者认为我院的整体形象较之前有提高，而本次调查中，有83.2%的患者如此认为，认同比例上升17.2%，说明我院的形象建设颇为成功。

（2）患者对于××医院的认识更趋理性

2000年的问卷调查中，有74%的患者认为我院在上海市属一流医院，有78%的患者认为我院在浦东新区属第一，而在本次调查中，这两项比例分别为27.4%和56.5%，说明患者对于医院的认识更趋理性，或我院这几年的进步不明显，或其他医院的发展势头较为迅猛。考虑到患者对我院整体形象、医疗环境、医疗秩序和公共交通等因素的认同或满意程度持续上升，影响患者对医院整体认同感的因素可能为医疗质量和医疗服务（同比呈下降趋势）。

（3）患者对我院的医疗环境和医疗秩序日趋满意

2000年的调查显示，有52%的患者对我院的医疗环境表示满意，而本次调查，这一比例上升到了72.3%；2000年的调查中，有40%的患者对我院的科室布局感到一般或不合理，而本次调查中，这一比例下降至35.8%，证明我院的内外部环境的整治是有成效的，而经过多年的运转，医院的医疗秩序也越来越合理。

（4）医疗服务水平或有下降

2000年，调查中患者对护士和医生的满意程度分别为93%和90%，而本次调查的数据显示，对护士和医生持满意态度的患者比例分别为

78.9%和76.5%，说明我院的医疗服务水平不升反降，成为整个医院服务链中的缺憾，但对护士的满意程度依然高于医生，这一特点和之前一致。

(5) 医疗质量有待于进一步提高

2000年的调查中，有70%的患者满意我院的医疗水平，而有55%的患者认为我院的医疗水平处于上海市前列，而本次调查显示，这一比例分别下降为65.6%和45.2%，说明这几年我院的医疗水平提升不明显。

(6) 地理位置的影响因素继续扩大

2000年，有45%的患者是由于我院交通方便而来院就诊，在选择我院原因中选择“离家近”的比例同样为45%，而此次调查，这一比例分别上升到了66.7%和60.7%，说明我院附近的公交系统较前几年优势更加明显。

3. 建议措施

(1) 针对近期×××地区的交通调整，由社工部组织人员对医院周边原有公共交通站点的迁移情况进行排摸，并将最新的公交站点分布情况制成图表，置于门诊大厅服务台提供给有需要的患者(此项已实施)。

(2) 对由患者提及的表扬和批评的医护人员名单反馈至科内，由科内记入其医德档案。

(3) 党办和文明办继续加强前期执行的规范服务考核(原每月至少一次)、医患沟通日督查(原每周五一次)和精神文明查房(原至少每两月一次)等工作，并通过门诊电子大屏幕、院网、院报等媒介，把考核督查的情况及时向患者和院内公布，切实把医院服务提升到新的水平。

(4) 文明办、医务部、护理部、门办联合定期举办员工服务技巧培训，以医患沟通技巧为主要内容，可在业余时间，以小班的方式，滚动培训，积少成多。通过系统的培训，提高员工的服务技巧，形成良好的服务氛围，提升患者对医生和护士的满意程度。

(5) 医院责成文明办、营养科、妇产科、运行保障部、医务部、护理部、门办、药剂科等相关部门对患者提出的各项问题和建议进行可行性商议，切实解决具可操作性的问题和建议，满足患者的需求。

（6）医务部继续加强医疗规范建设，加强医疗质量检查力度，尤其是对“专家门诊停诊较多”、“检查项目过多”、“医生服务态度欠佳”等问题进行督查，严格落实医院有关医疗奖惩制度，以进一步提升我院的医疗质量。

五、操作要点

（1）专业的服务评估一般着眼于医院的整体工作，以医院的某一条块或层面的工作为考量点，这与患者的服务成效评估是有区别的。在实施评估和统计分析的过程中，应归纳具有普遍性和代表性的问题和情况，而非个案或个别化的意见和建议。

（2）服务评估应紧密结合医院的需求，以医院的相关部门的实际需要为出发点，商讨、设计、拟定和修改调查问卷，确保最终产生的问卷能反映出评估活动的初衷。

（3）调查评估的程序设计应尽量符合专业要求，尤其是样本量的选择，应根据医院的门急诊量和住院人数的百分比确定。

第五节　病房探访

一、概念界定

专业医务社工对医院的住院患者进行探访，以及时掌握患者的心理情绪状况。探访的重点时段为患者入院后、出院前、术前、术后、重大检查治疗前后及特殊事件发生后。社工主要了解的信息包括患者的入院诊断、当前主要治疗措施、家庭组成情况、家庭经济基础、对所患疾病常识的知晓度、对医院信息的知晓度、主要关注点及对医护人员的评价等。其目的是掌握患者目前的心理及情绪状况，判断患者是否存在较为突出的心理情绪压力，并对这些问题进行分析，寻找原因。此后，医务社工依据初步判断，作出患者是否需要进行回访的决定，并根据回访的情况进行适当干预。如患者的心理情绪压力较为显著，社工还可进一步跟进，对患者安排个案辅导，提供较长时间和更为深入的心理及情绪干预。这些干预，主要通过倾听、同理、安慰、鼓励、解释、宣传、指导、建议、沟通、宣泄等技巧实施。与此同时，医务社工通过观察患者的情绪变化、与家人或朋友的关系改善程度、对医疗护理过程的依从性、与医护人员的互动情况、自我能力的提升程度等方面对干预的效果进行评估。此外，医务社工在进行探访时，将掌握的情况向所在病区反馈，并向医护人员提出意见和建议。

二、服务对象

医院的住院患者。

三、操作流程

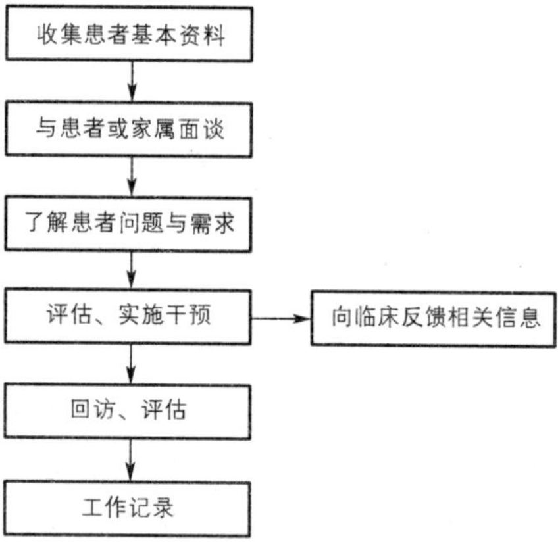

图5　病房探访操作流程

四、模拟案例

病房探访服务记录

患者个人资料

姓名：吴××　性别：女　年龄：54　科别：心内　住院号：2×××××　床号：06

现住址：上海市××区××路××号　　电话：58××××××

入院时间：2010/6/5　手术时间：未定　出院时间：未定

诊断：冠心病　其他：无

社工干预与评估

认知方面	1. 患者对疾病或病情认知不足　✓2. 患者对疾病或病情认知偏差 3. 家属对疾病或病情认知不足　4. 家属对疾病或病情认知偏差 干预措施：解释、澄清、宣传、教育 效果评价：□明显改善　✓□改善　□稍有改善　□无改善　□其他
情绪方面	✓1. 因疾病产生情绪问题（紧张、害怕、恐惧、无奈、失望、焦虑、抑郁、绝望） 2. 因手术产生情绪问题（紧张、害怕、恐惧、无奈、失望、焦虑、抑郁、绝望） 3. 因检查产生情绪问题（紧张、害怕、恐惧、无奈、失望、焦虑、抑郁、绝望） ✓4. 因治疗产生情绪问题（紧张、害怕、恐惧、无奈、失望、焦虑、抑郁、绝望） 干预措施：同理、倾听、宣泄、指导 效果评价：✓□明显改善　□改善　□稍有改善　□无改善　□其他
适应方面	疾病适应：✓1. 无法适应疾病症状　✓2. 无法适应治疗或检查 3. 无法面对疾病　4. 其他 环境适应：5. 布局（　）　6. 设施（✓） 7. 伙食（✓）　8. 制度（　） 9. 收费（　）　10. 其他（　） 效果评价：✓□明显改善　□改善　□稍有改善　□无改善　□其他
治疗与检查方面	✓1. 对治疗方案不了解（用药；手术；检查） ✓2. 对检查项目不了解（检查作用；检查过程；有否副作用） 干预措施：解释、宣传、沟通 效果评价：✓□明显改善　□改善　□稍有改善　□无改善　□其他

(续表)

医患互动方面	医患之间：1. 缺乏病情沟通即完成医疗程序 2. 患者或家属的过高要求造成医疗人员之困扰 3. 医患沟通有困扰 4. 家属或患者对医护人员服务不满 5. 家属隐瞒病情,影响医患沟通与关系建立 6. 家属或患者对医疗过程有争议但沟通无效 7. 患者或家属无法接受出院安排 8. 抱怨医疗处置不当 9. 要求特定治疗 ✓10. 不当的医疗期待 11. 其他 病员之间：12. 患者、家属行为影响其他患者医疗与病房安宁 13. 患者间沟通不良 14. 患者与家属间沟通不良 15. 其他 干预措施：解释、宣传、澄清 效果评价：□明显改善 ✓□改善 □稍有改善 □无改善 □其他
出院方面	1. 办理大病医保 2. 办理出院手续 ✓3. 担心出院后复发 4. 其他 干预措施：探讨、描述、建议 效果评价：✓□明显改善 □改善 □稍有改善 □无改善 □其他

其他建议与事项

无

五、操作要点

(1) 病房探访是医务社工为住院患者提供服务的第一步,也是开展其他服务的基础。在进行探访时,应从专业角度,从身、心、灵的全方位视角,为患者提供专业的服务,与医护形成互补,改善患者各方面状态。此外,应努力在第一时间掌握患者的心理情绪情况,充分了解患者的社会背景,初步判断患者是否有产生心理情绪压力的趋向，如对当前的医疗方案是否认同、是否对医护人员高度依从、是否因疾病或治疗产生过度的负面情绪等。当对患者的状况有了初步判断后，就可以根据需要对患者进行后续干预，这对于避免患者出现严重身心障碍、纠正患者对于自身能力和所患疾病的认知、改善其对于医疗护理方案的认同极为重要，有利于患者的治疗效果和后期康复。

（2）在进行探访时，医务社工应运用基本的心理学技巧，如倾听、同理、安慰、鼓励、解释、宣传、指导、建议、沟通和宣泄等以帮助患者缓解心理情绪层面的压力，疏导患者的不良情绪，并充当患者的临时心理支持系统。这些技巧也是决定干预效果的基础。应尽量避免漫无边际的“聊天式治疗”，从而避免使患者对干预产生厌烦情绪，或因探访者的不当之词而增加患者的负面情绪。

（3）患者住院治疗的过程是由许多环节组成的。这其中，一旦某个环节处理不当，就会产生问题，对患者形成负担。因此，医务社工应对这些环节的衔接点予以关注。而某些关键的时刻，如刚入院、出院前、术前、术后、重大检查前后、特殊治疗前后、特殊事件发生后（如临床病友离世等）都是极易产生一系列心理问题的环节，是医务社工探访干预的恰当时机。

（4）由于大陆医疗机构的社工还未能去除医院属性，在很大程度上代表的还是医院的利益，因此，患者对于医务社工还存有或多或少的戒备心理，而与服务对象建立专业关系是社工服务的重要前提。然而由于前述原因，在开展探访时，医务社工往往需要花较长的时间来消除患者的顾虑。相反，志愿者的立场较为中性，某些本身曾身患重病的志愿者在患病经历、健康复健等方面与患者有较多的共同语言，较能与患者形成共识。因此，如能在医务社工进行病房探访时纳入志愿者成员，可增加医务社工服务的亲和力，在较短的时间内使探访服务被患者所接受，从而为解决患者的实际问题和需求赢得时间。

第六节　病友俱乐部

一、概念界定

由于常见慢性病的康复周期较长，有些慢性病患者甚至终身处于康复期。随着病友数量的增加，单纯的小组工作由于参与人数的限制，已不能满足病友日益增长的需求。而病友俱乐部这一新的服务模式则较为适合更大病友群体的活动。病友俱乐部以工作坊为活动的基本形式，辅以专业讲座、现场互动和趣味游戏等，让病友在活动过程中获取知识、提升自信，成为小组工作以外又一种以团体活动形式帮助病友实现自我管理的主要途径。病友俱乐部与小组工作的区别在于：首先，在节次上，病友俱乐部一般以单节次为主，有时也可以每年两次的频率开展活动；其次，由于活动节次有限，因此，活动所选择的主题更为突出明显，一般不设分目标，不强调各次主题之间的连贯性和承上启下的关系。

二、服务对象

已出院的处于康复期的患者，尤以慢性病、肿瘤和术后患者为主。

三、操作流程

见图6。

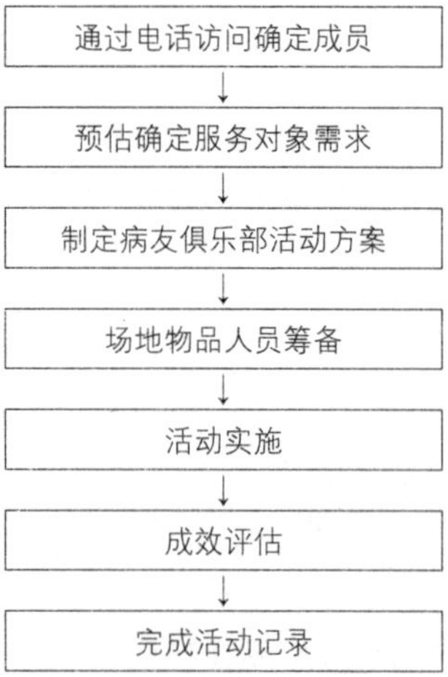

图6　病友俱乐部操作流程

四、模拟案例

(一) 肾友乐(肾脏病患者)俱乐部活动策划

1. 活动背景

慢性肾脏病已经成为全球性公共健康问题。慢性肾脏病已经是跨越国家、民族、政治等全球性公共健康的新问题,是无论发达国家还是发展中国家都必须面对的严重挑战。我国慢性肾脏病防治形势严峻,从数个区域性慢性肾脏病流行病学调查结果来看,我国慢性肾脏病患病率超过10%左右,但知晓率尚不足10%。肾友乐俱乐部是××医院社工部的传统项目之一,通过患者需求评估后,社工部联合肾脏科医护人员举办本次肾友乐俱乐部活动。

2. 活动目标

肾友乐俱乐部的宗旨:通过讲座、咨询、医患之间和患者之间的交流、游戏和户外运动,向病患普及肾脏知识和保健养生常识,提高患者及其家属的生活质量和自我照顾的能力。

俱乐部的目标为:使患者在群体活动中获得归属感和认同感,舒缓因患病而导致的精神压力或不良情绪,获得幸福感,并通过病友之间的互动,促进病友间的沟通和交流,为病友提供更好的社会支持系统。

此外,让病友的家属(特别是儿童)一起加入到俱乐部活动中来,不仅可以活跃现场气氛,一定程度上可以弥补病友由于身体状况可能不适宜参与游戏的缺憾,还可以让病友家属学习肾病患者的护理常识,增进对病友的理解,从而为病友提供更好的家庭支持系统,增进病友的生活质量。

3. 理论基础

(1) 5E康复治疗

5E,即“鼓励(Encouragement)、教育(Education)、锻炼(Exercise)、工作

(Employment)、评估(Evaluation)”这五个项目的英文单词的首字母。其中心内容是教给患者与疾病相关的知识,让他们参与到疾病治疗中去,把健康掌握到自己手中;用一些成功、感人的病例激励他们与疾病作斗争,鼓励他们尽可能地参与社交活动和进行体育锻炼;强调继续创造财富,回报社会,以体现自身价值;不断地对患者进行评估,对取得的每一点进步给予充分肯定,使他们始终保持必胜的信念。

(2) 运动疗法

广义的运动疗法是指为了恢复健康体力及运动功能而对除药物疗法以外的各种保守治疗手段的实际应用。研究发现,在透析患者的躯体功能和情感恢复上,运动可产生有力的、实际的影响:增加运动耐受量,稳定血压,降低发生心血管疾病的危险因素,减少疲劳与沮丧的心境。有研究表明,经常运动的患者较少出现与透析相关的并发症,并且患者本身机体状态的改善降低了住院治疗的风险。在此基础上,有的患者甚至能全职或半职工作,重返社会。总之,通过运动治疗可维持患者日常活动能力和正常的心肺功能,减轻精神和肉体的压力,并使他们得到家庭的大力支持,重新认识生活的意义。

4. 方案设计

(1) 活动时间:2009年4月11日(星期六)上午8:30~10:30

(2) 活动地点:浦东世纪广场

(3) 参加对象:××医院慢性肾脏病患者及病友家属

(4) 招募方式:电话招募

(5) 所需物资:

- 横幅一条,内容为“××医院第四届肾友乐俱乐部活动”
- 长桌、椅子若干(数量视召集情况而定)
- 气球、彩带若干(数量视活动场地大小而定)
- 零食、水果、饮料若干(数量视召集情况而定),胶带若干
- 麦克风设备一套,音响设备一套,音乐文件若干,跑表一支

- 奖品若干

(6) 活动预算:5 000 元人民币

(7) 活动议程:

- 主持人介绍活动概况
- 医院专家介绍运动疗法
- 太极拳老师带领患者学习太极拳
- 分组活动(水果派对)
- 健康知识抢答
- 游戏(对号入座)
- 统计分数,颁发奖品
- 经验分享(运动与饮食)
- 医患交流
- 世纪广场游览
- 主持人宣布活动结束

5. 活动评估

活动结束后将对患者的感受进行测评。

(二) 肾友乐(肾脏病患者)俱乐部活动评估

1. 评估方法

(1) 问卷法:于活动最后安排问卷调查。本次活动的评估问卷共发出27 份,回收 27 份。根据评估问卷统计出参与者对本次活动各方面的满意度。

(2) 访谈法:对参与活动的医护人员进行访谈,获取其对活动的反馈;在活动间隙和活动结束后了解患者的感受。

2. 评估结果

(1) 问卷法。(非常满意记5分,比较满意记4分,一般满意记3分,不太满意记2分,很不满意记1分)

- 对本次活动的总体满意度:4.85分
- 对本次活动工作人员的满意度:4.81分
- 本次活动中的身体状况:4.89分
- 从本次活动中获得的帮助:4.33分
- 本次活动中最喜欢的活动

  医患交流:14分

  分组活动(水果派对):8分

  游戏(对号入座):4分

  乘坐电瓶车游览:3分

(2) 访谈法。在访谈过程中,向参与活动的医护人员及病友征询了对于本次活动的一些意见和期望,归纳如下:

- 形式方面:希望在以后的活动中能有一些专业化的形式,如健康讲座等。
- 组织方面:希望能增加活动的频率。
- 其他:①参与者认为活动具有非常大的意义,对于他们的康复和日常保健十分有用;②参与者通过活动建立了新的社会支持网络,并强化了与家人之间的关系。

3. 活动目标评估

(1) 达到了向患者普及肾脏知识和保健养生常识的目的,有助于提高病友及其家属的生活质量和自我照顾的能力。在活动最后的问卷调查中,病友对他们从本次活动中获得的帮助打分,平均分为4.33分,处在帮助很大和帮助较大之间。

(2) 使患者在病友群体中获得归属感和认同感,舒缓了因患病而导致的精神压力或不良情绪,有助于其获得幸福感。在问卷调查中,有70%的病友使用“游戏”、“开心”、“第一名”等积极词汇作为“对本次活动印象最深刻的事”的关键字。对于自己身体状况所打的平均分为4.89分，感到非常舒适。对于活动和工作者的满意程度的打分分别为4.85分和4.81分，都是比较高的数值，间接地反映出病友在活动时感到比较舒适和满意。

(3) 通过病友之间的互动，促进病友间的沟通和交流，为病友提供更好的社会支持系统。

五、操作要点

(1) 病友俱乐部不同于小组工作，在主题设计和内容设置上切忌包罗万象，涵盖太广，否则，非但活动的主题不明确，过程冗长沉闷，而且使得病友耗尽体力，却没有获得印象较深的活动体验，对活动失去兴趣和信心。

(2) 在活动内容的选择上，应注重使其适合更大规模群体的参与，不应过于集中突出某一个人，即使在展示个别病友的经验时，也应注重把个体经验普遍化和推广化的过程，使得绝大多数参与者自始至终感受到群体的氛围和力量。

(3) 和小组工作相比，病友俱乐部选择户外活动或医院之外的活动能取得意想不到的效果。在进行户外活动时，参与者之间往往更能形成不同的次团体，通过某一特定环节，形成病友之间的紧密关系，这对于建立病友新的社会支持网络具有一定的促进作用。

第七节　公益慈善

一、概念界定

1. 概念

(1) 慈善:《汉语大辞典》中“慈善”指的是慈爱、善良、仁慈、富有同情心。孟子的“老吾老，以及人之老，幼吾幼，以及人之幼，鳏寡孤独皆有所养”是中华民族所推崇的仁慈、博爱道德文化。我国当代研究者认为，“慈善”具有更广泛的内容，它不单单是一种观念意识的东西，它是由道德方面的慈祥、慈爱、慈悲和善良、善意出发，通过实际的善事、善举等行为举动，对社会物质进行的第三次分配。

在英语里，慈善有两个词对应，一个是 Charity，另一个是 Philanthropy。Charity 带有西方较强的宗教色彩；Philanthropy 一词具有中性含义，目前国际上普遍采用 Philanthropy，它是由希腊文中的“爱”和“人类”两个部分构成，表达三层意思：①增加人类福利的努力或倾向，比如通过慈爱援助或捐助等；②对全人类的爱；③旨在提高人类福利的活动或机构。

目前国内学术界认为，慈善是公众以捐赠款物、志愿服务等形式关爱他人、奉献社会的自愿行为。通过某种途径自愿向社会及收益人提供无偿的社会救助和社会援助行为是慈善的核心所在。这种援助包括资金、劳务和实物等方面。

（2）慈善项目：是以一套独特而相互联系的任务为前提，有效地利用资源，为实现一个特定的目标所做的努力。医疗慈善项目是爱心和医术的结合，是以拯救人的生命、恢复人的机体功能、提高人的生活质量为目的。

（3）医疗慈善项目：医疗机构和慈善方共同合作，由慈善方提供资金，医疗机构运用医疗资源，包括人力、物力和技术，对贫病交加的弱势群体实施治疗的医疗行为。

医疗慈善救助是社会力量参与大病救助的有效方式，是继医疗救助、商业保险救助之后大病救助的第三道防线。

2. 特征

（1）慈善是一个道德范畴，反映人们建立在仁慈、同情和慷慨基础上的互助行为，所以它表现为：一是无偿性，二是双方并无利益关系。具体体现为“四个基础”：①以社会成员的慈善心为道德基础；②以社会成员之间的收入差距和资源捐献为经济基础；③以社会性的民间公益团体或公益组织为组织基础;④完全以捐助者的意愿为实施基础。

(2) 医疗慈善项目:①有一个明确的目标;②需要完成一系列相互关联的任务;③运用各种资源来完成任务;④有具体的完成时间表;⑤有为达成目标而提供必要资金实体的客户;⑥存在一定的风险和不确定性。

二、服务对象

有需求的经核实的贫困患者群体。

三、操作流程

见图7。

四、模拟案例

1. 患儿背景

女孩孙××,3岁,患有先天性心脏病动脉导管未闭。其父母为农民,家庭年收入约1万元,为当地贫困户。高额的手术治疗费将其拒在医院门外。通过村委会了解到仁和医院的"救助贫困家庭先天性心脏病"医疗慈善项目时,其父亲提出申请,经当地红十字会推荐,专家会诊后列入医疗慈善项目救助范围,孙××入住病房接受手术治疗。

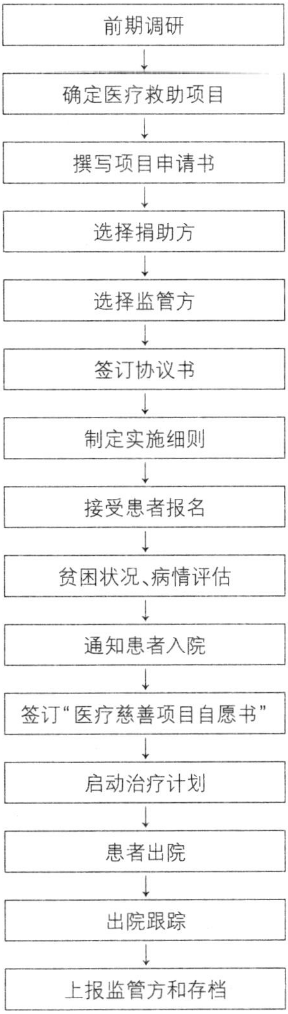

图7 公益慈善项目操作流程

2. 社工介入

(1) 院前评估

- 社工在收到患儿的申请表(见附1)和病历资料后,与家属和当地红十字会联系,依据标准通过初步评审。专家组对其病情进行会诊后同意手术治疗,社工将专家意见反馈给家长和当地红十字会。

- 通知患儿来院。
- 与病房沟通,安排床位。

(2) 院中探访。通过观察、面谈、量表(Achenbach 儿童行为表、社会支持评定量表、家庭环境量表等)了解到患儿和家属存在:

- 对陌生的环境产生焦虑和不安全感。
- 缺乏基本的医学常识,对治疗了解甚少,被动接受治疗。
- 沟通不良。

社工定期到病房探访患儿,向医护人员了解治疗方案和进展,转达家长的担忧和需求。其中,主要的干预途径为:

- 建立良好的关系。针对患儿爱玩的天性,社工每次进病房都不忘给患儿送玩具,并陪患儿到病房的儿童乐园玩耍,渐渐的孙××看见身穿白制服的医护人员不再哭闹,与同病房的患儿一起做游戏等。社工还向家长了解患儿在医院的起居情况,特别提醒要增加患儿的营养。向家长解释医院的环境、患者的权利和义务。

- 提供心理支持。运用社工专业的理论和工作技能,倾听和同理母亲举债带着患儿到处求医的艰辛(母亲因无力支付高昂的医疗费而使手术一拖再拖,由此对女儿产生负罪感和内疚感),使其负面的情绪得到了宣泄。向其介绍医疗慈善项目的信息,减轻母亲的焦虑和紧张情绪。鼓励母亲振作精神,放下包袱,调整心态。

- 介绍医疗咨询。家长的文化程度是小学,对疾病和手术治疗缺乏全面的认识。社工提醒医生用通俗化的语言详细讲解治疗方案。在家长充分了解手术效果和可能出现的并发症后,签订医疗慈善手术自愿书(见附2)。

(附 1)

慈善手术治疗申请表

<table>
<tr><td rowspan="4">患者信息</td><td>姓名</td><td>孙××</td><td>性别</td><td>女</td><td>出生年月</td><td colspan="2">2006-2 16</td></tr>
<tr><td>籍贯</td><td>河南</td><td>体重</td><td>22 kg</td><td>居住地址</td><td colspan="2">河南省濮阳市濮阳县渠村乡××村××号</td></tr>
<tr><td>户口地址</td><td colspan="6">河南省濮阳市濮阳县××乡×村××号</td></tr>
<tr><td>就读学校</td><td colspan="4">无</td><td>填表日期</td><td>2009-7-20</td></tr>
<tr><td rowspan="4">家庭信息</td><td>姓名</td><td>关系</td><td colspan="3">工作单位</td><td>收入/年</td><td>联系电话</td></tr>
<tr><td>孙×</td><td>父女</td><td colspan="3">务农</td><td>10 000/年</td><td>××××××××</td></tr>
<tr><td>祈××</td><td>母女</td><td colspan="3">务农</td><td>无</td><td></td></tr>
<tr><td>孙×</td><td>姐弟</td><td colspan="3"></td><td></td><td></td></tr>
<tr><td colspan="2">临床诊断</td><td colspan="6">动脉导管未闭</td></tr>
<tr><td colspan="2">就诊医院</td><td colspan="6">濮阳市××医院</td></tr>
<tr><td colspan="2">简要病史</td><td colspan="6">2007 年感冒发热，去医院看病，心脏超声检查确诊为先天性心脏病(动脉导管未闭)，需要手术治疗。</td></tr>
<tr><td>申请救助原因</td><td colspan="7">靠务农微薄的收入维持全家的生活，女儿从小体弱多病，花费医疗费达两万多，还要赡养父母，欠债 3 万元。无力支付高昂的手术费，手术一拖再拖。

签名 孙× 关系 父女 日期 2009-7-12</td></tr>
<tr><td colspan="3">村委会(居委会)意见

情况属实，2007 年列入县贫困户。
盖　章
2009.8.1</td><td colspan="3">街道办事处(乡、镇)意见

同意。
盖　章
2009.8.7</td><td colspan="2">县(市)红十字会意见

同意。
盖　章
2009.8.12</td></tr>
<tr><td colspan="8">专家会诊意见：符合慈善救助范围，同意入院治疗。
签名 樊××　　2009 年 8 月 20 日</td></tr>
</table>

（附2）

慈善手术自愿书

××医院慈善手术项目组：

我是孙××(患者姓名)的监护人。该患者患有先天性心脏病，因家庭经济收入较低，无力承担手术费用，现向慈善项目组申请(□部分 ✓□全部)资助，以协助完成患者手术治疗。

作为监护人，我们保证所提供病历资料的真实性和完整性。我们充分了解先天性心脏病手术作为医疗行为所存在的不确定性及各种风险，并已做好认定手术方案及承担手术风险和后果的准备。我们承诺按照项目组的有关要求接受术前检查、手术治疗。我们知道，任何医患之间的法律纠纷将由医院和患者家属双方通过相关途径解决。同时，我们同意为帮助宣传该项目，项目组可以在报刊、杂志、书籍、电影和电视等各类媒体上无偿使用我的家庭和子女的照片和视频，我将不对此提出异议并将积极配合项目的宣传活动。

监护人与患者的关系　父女　　　　监护人：孙×（签字）

2009年9月25日

(3) 院后跟踪。在孙××手术后1、3、6个月，通过电话了解到孙××体重增加3公斤，个子长高7公分，感冒明显少了，前两天感冒服药后就很快好了。孙××在电话中为社工演唱歌曲。社工非常高兴，并嘱咐定期到当地医院复查。

五、操作要点

1. 项目申请书

项目就是以一套独特而相互联系的任务为前提，有效利用资源，为实现一个特定的目标所做的努力。制定一份目标明确、操作性强、获益可观(包括社会效益或经济效益)、评估客观的项目申请书，是获得项目的首要

条件。项目申请书应包括:

(1) 项目概要。

(2) 项目背景:问题、现状、数据。

(3) 目标与产出:针对问题的解决方案、进程划分、可量化的阶段性结果。

(4) 项目受益方:目标群体、数据、范围。

(5) 项目实施计划:需要的投入、必要的内外部资源、计划的执行程序。

(6) 时间表:每一阶段、每一工作的开始和结束的时间。

(7) 项目组织架构:参与人员的责、权、工作流程。

(8) 费用控制:费用预算、财务规则、审计制度。

(9) 监控与评估:如何发现问题并及时纠错。

2. 捐助过程的影响因素

整个捐助过程受到一些因素的影响,主要包括:

(1) 企业慈善文化。首先企业拥有雄厚的经济实力,但更重要的是企业有仁慈、博爱的文化精髓,将反哺社会、回报社会视为企业义不容辞的社会责任,将企业形象、品牌、使命感列入其战略发展规划之中。

(2) 对医疗慈善救助的认同。生命是人从事一切活动之源,健康的身体是人生活、学习、工作的必备条件。对健康的关注、对生命的尊重是企业选择医疗慈善救助的动力。它的优势在于弥补福利政策的部分功能,采用直接、简便的方法使贫困患者得到及时、迅速、有效的救助。

(3) 医院的信誉度。因为企业的善举是通过医院的医疗行为得以实现的,所以选择哪一所医院变得非常重要。医院的硬件条件和软件条件是企业遴选慈善合作伙伴的依据。硬件条件包括医疗设施、医疗特长、医疗技术、护理技术、团队合作能力、医疗综合能力。软件条件是医院公益形象、社会影响力、人文关怀氛围、服务能力和公众评价。

3. 第三方监管

依据国际通用的慈善救助模式,医疗慈善主体有企业(捐助方)、医院

(实施方)、社会公益机构(监管方)组成。社会公益机构代表企业按照协议对医院履行监督和管理,主要负责对救助对象的经济状况的评估、审核和监督慈善款的合理使用,以体现医疗慈善救助的公开、公平、透明,确保医疗慈善项目顺利、有序、高效运行。

4. 医疗慈善项目工作团队

为确保医疗慈善项目的顺利实施,在医院内应组建一个医疗慈善项目工作团队,由社工部与临床各科及相关职能部门组成。项目团队是一组为实现共同目标而相互依赖、协作、一起工作的有机体,项目团队的工作是否有成效关系到项目的成败。项目团队的建设是一个持续培育的过程,它是项目团队的共同职责。团队建设应明确各部门的职责,做到分工明确,各司其职,确保部门之间无缝链接。其中,社工部为项目主体负责部门,负责对外联系、患者的初选、患者入出院接待、患者心理等状况的评估和疏导、资料归档、慈善款管理、网站维护等。

5. 在慈善项目运作中应遵循的原则

(1) 秉承“人道、博爱、奉献”的理念实施各项慈善项目。

(2) 严格按照协议书的要求制定工作细则、操作流程。

(3) 做好慈善项目的启动、宣传、联系、协调。

(4) 以社工专业的方法和技能帮助患者适应医院环境,角色转变,缓解紧张情绪,加强医患沟通,增加依从性,促进患者生理、心理的康复。

(5) 与临床、医技、财务、宣传等部门沟通协调,保证治疗流程的畅通、高效。

(6) 资金运作情况应呈报捐赠方和相关机构。

6. 社工在医疗慈善项目中的角色

社工应依托对内外资源的整合,发挥不同人员或机构的功能,这就要求社工扮演多个角色和发挥多项功能:

(1) 策划者。在项目的开发阶段,要了解项目的背景,规划项目,并撰写项目申请书,起草协议书等各类文件。

(2) 宣传者。运用语言、文字、电话、网络广泛宣传,向捐助方、基金会、患者及家属等宣传项目的背景、意义和计划。

（3）咨询者。提供内外部一切可利用的资源；介绍医院环境、治疗信息，向医护人员提供患者的信息和需求。

（4）组织者。安排患者入院，处理患者住院期间的非医疗需求，协助办理出院手续和随访出院患者。

（5）协调者。对内协调项目团队之间的工作关系，对外协调捐助方、基金会和患者，联络沟通，平衡各方关系。

（6）教育者。运用社工专业工作技能对患者进行角色适应、心理疏导和康复指导。

编写者

孟　馥　上海市东方医院/同济大学附属东方医院临床心理科主任医师

张一奇　上海市东方医院/同济大学附属东方医院社工部注册社工、香港大学社会工作硕士

吴晓慧　上海市东方医院/同济大学附属东方医院社工部注册社工、国家二级心理咨询师

第六章

医院志愿者服务

Chapter six volunteer services in hospitals

医务社会工作者与医院志愿者

志愿者招募服务与管理

志愿者表彰与激励

第一节 基本定义

一、医务社会工作者与医院志愿者

医务社会工作者和医院志愿者工作密不可分。“医务社会工作者+医院志愿者”的服务形式逐渐取得实效,即由医务社会工作者指导与引领医院志愿者参与医院的社会工作服务模式。医疗机构招募医院志愿者没有任何专业限制,但是医务社会工作者必须具备一定的从业资格。

医院志愿者,是指出于奉献、友爱、互助、进步的志愿服务精神和社会责任感,不以物质报酬为目的,以自己的时间、技能等资源,在医院自愿为社会和他人提供服务和帮助的人。

一般而言,医院的志愿者服务体系有两个分支,一是医务人员走出医院面向社会开展志愿服务,承担突击性的社会救助、救护服务和社区健康服务等工作;二是社会志愿者走进医院在院内为患者开展志愿服务,疏导患者因疾病引起的心理问题、在病区组织开展健康促进与健康宣传活动、增强医患沟通等。两个分支的志愿者工作有分有合,互相补充,互相促进,使医院志愿者服务的机制日臻完善。本章以社会志愿者进入医院进行服务为主展开讨论。

二、部门归属与功能

1. 部门归属

社会志愿者作为医院医务社会工作的辅助参与者逐步被引入医疗机构,由医院职能部门“医务社会工作部”或“志愿者(义工)服务站”负责建立起医院志愿者工作的有效机制,这是医疗卫生行业借助社会力量来共同完善医院管理与服务的创新举措。对志愿者服务站的管理,是医务社会工作的一个重要组成部分，医务社会工作部要筹划志愿者服务项目、指导医院志愿者工作站招募志愿者、开展志愿者培训、协调与临床科室的关系、筹措服务资金、开展志愿服务宣传等，把医院建设成社会化的志愿者服务基地，激励社会志愿者在医院内长期开展服务。

2. 部门功能

医院社工部（或志愿者服务站）对医院志愿者服务进行管理、指导，并支持志愿者根据医院及患者需求开展服务。医务社会工作者应根据相关规定（如《上海市志愿服务条例》等）和医务社会工作的特点，对志愿者的权利和义务进行明确界定，并在志愿者注册前告知。实行志愿者注册管理制度，建立志愿者个人服务档案，在完整记录志愿者服务情况的基础上，建立以服务时间为主的志愿者等级评价制度以及年度激励表彰机制，弘扬志愿者的奉献、人道主义精神，激励志愿者持续开展服务，扩大志愿者精神的社会影响。

这些工作归纳起来主要为：①志愿者招募及遴选；②志愿者服务项目设计及组织开展；③志愿者岗前培训及服务督导；④志愿者服务效果评估及服务完善；⑤志愿者保障机制建立及维护；⑥志愿者评价及激励。

第二节 招募与注册

一、招募

医院可采取公开招募与定向招募相结合、经常性招募与阶段性招募相结合、面向个人招募与面向集体招募相结合等方式开展招募工作，建立健全高效便捷的医院志愿者招募机制、稳定通畅的招募渠道。

1. 招募渠道

（1）医院可根据志愿服务项目和岗位需求情况，通过报纸、电视、网络、广播、信息栏等多种形式向社会公开发布有关医院志愿者需求数量、岗位要求和报名方式等招募信息，为医院志愿者参与志愿服务创造便利条件。

（2）医院志愿者组织部门可深入社区、农村和机关、学校、企事业单位、社会团体等机构，有针对性地开展医院志愿者招募工作，吸引和动员热心公益的广大市民，特别是有一技之长的专业人士就近、就便加入医院志愿者队伍，参加医院志愿服务活动。

（3）通过各级志愿者协会进行招募。

2. 招募对象

在校大学生、社会爱心人士、非工作时段时的医务人员。

3. 招募条件

（1）年满18周岁以上、65周岁以下（特殊条件可适当放宽年龄），有对自己的行为负责任的能力；

（2）具有良好的道德品质和奉献精神，有服务社会公益事业的意愿，不追求物质报酬或其他任何私利；

（3）具备从事志愿服务相应的基本知识、能力和身体素质，身心健康。

二、注册

1. 注册平台与途径

（1）医院可遵循上海市志愿者协会有关志愿者注册的有关规定，为医院志愿者申请成为注册志愿者。

（2）“上海志愿者网”（www. volunteer. sh. cn）为上海市统一的志愿者注册网络平台。医院可建立健全注册志愿者档案管理系统，实现网上注册和管理，促进注册和管理工作的科学化、制度化、规范化、信息化。

（3）上海市志愿者协会及其委托的志愿者组织为上海市志愿者注册机构（以下简称“注册机构”）。

- 各级各类医院可依托上海志愿者网或通过电话等方式，向上海市志愿者协会提出开展注册工作的申请，接受上海市志愿者协会的注册委托。

- 上海市志愿者协会定期向社会公布接受委托开展注册工作的各级各类医院名单。

(4) 医院志愿者注册程序可参照上海市志愿者协会有关规定。

2. 上海志愿者证

医院志愿者证采用上海市志愿者协会统一发放的“上海志愿者证”，上海志愿者证具有注册志愿者个人信息、记录服务内容、提供服务保障等功能。

(1) 身份凭证。上海志愿者证是医院志愿者身份的标识，医院志愿者可凭上海志愿者证跨组织、跨区域参加志愿服务、培训、公益实践等活动。

(2) 信息管理。医院可对医院志愿者进行信息管理。在志愿服务开展时，由医院志愿者组织对志愿者服务时间、服务内容、服务表现进行记录，并及时完成网上录入。

(3) 服务保障。志愿者在服务期间发生意外时，凭上海志愿者证获得一定数额的服务意外保险和住院补助(具体数额由上海市志愿者协会统一制定)。

第三节　服务内容与服务项目设计

一、服务内容

医院志愿者主要为患者提供就医帮助、心理抚慰、人文关怀、生活互助、文明倡导和服务社会等志愿服务。主要服务形式如下：

(1) 就医辅助。帮助患者了解就医流程，引导患者到达就诊区域，为老弱及行动不便的患者提供帮助。开展门诊导诊、病房探访、手术前陪护、活动区域协助管理、候诊区协助管理、参与医务社会工作者组织的病友小组活动，通过自身经验分享和互动的形式对患者进行心理支持和鼓励；

（2）心理抚慰。抚慰患者与家属的情绪，协助陪伴患者舒缓候诊及治疗过程中出现的心理恐惧、不安，给予患者贴心的关怀；

（3）人文关怀。为患者提供精神的、文化的、情感的服务，以满足患者的健康需求。引导患者及家属正确对待自己、他人和社会，正确对待困难、挫折和进步；

（4）生活互助。协助医务社会工作者开展不同病种的小组活动、俱乐部活动、互助活动等，在专业人员的指导下共同开展有益康复的专项训练；

（5）文明倡导。协助医护人员维护文明就诊秩序，开展控烟宣传、健康宣教等；

（6）服务社会。结合医院组织的各项社区健康教育活动，协助医护人员定期前往社区或医院共建单位开展相关服务；

（7）其他。根据患者及家属需要，配合医务社会工作者开展各类工作等。

二、服务项目设计

在设计服务项目时，可根据志愿者个人能力的不同，或以团体的形式，设计符合其特质的服务项目。

1. 适应（初级）项目

对刚刚注册首次参加服务的志愿者，一般可通过以老带新的方式安排助医服务，既可使其熟悉医院环境，又可使其观察了解医护工作和患者情况。在助医服务中，患者的服务需求往往比较容易达成，给志愿者以信心。这些服务项目对志愿者是一个适应过程，对社工部则是一个遴选志愿者服务人选的过程。

2. 团队（中级）项目

初步融入之后，专业医务社会工作者可根据志愿者的年龄、特长、个性和专业能力，逐步让志愿者共同参与病友小组活动以及患者俱乐部活动，做一些辅助性工作，既让志愿者在项目中寻找合适自己的服务环节发挥能力，又注重让志愿者感受团队的力量与智慧，在服务患者的同时增强志愿者团队的凝聚力和相融性，使志愿者之间形成具有沟通与支持特质的团队关系。

3. 专业（高级）项目

如参与定向服务癌症患者、手术患者、医疗康复患者等。可以从参加个案工作或小组活动起步，逐步向一对一服务拓展。志愿者可以参与个案工作，为医务社会工作者分析个案提供一定信息，帮助医务社会工作者达成个案服务的目标。这一层面的服务需要志愿者的综合素质和应变能力，也需要一定的相关健康知识，专业社会工作者要以服务需求为导向加强对志愿者的指导，帮助志愿者把自身体验和服务体会中的正性经验加以总结并向患者传达，帮助志愿者了解社会政策层面的信息，使志愿者更好地达成"助人"的目标。

对不同阶段的志愿者进行服务培训时，应有不同侧重点，如下表：

表5 志愿者辅导阶梯

	对应的服务项目	励志目标	辅导培训	服务评估
初级阶段（适应阶段）	• 门诊导医 • 助医	博爱奉献	• 医学伦理 • 感染防护 • 环境认知 • 急救知识	• 主动沟通能力 • 环境适应能力 • 紧急状态下的综合应对能力
中级阶段（融入团队）	• 病友小组 • 病友俱乐部	团结互助	• 健康科普 • 团训体验 • 观察技巧 • 小组活动	• 团队精神 • 服务专长 • 文体活动策划与行动能力
高级阶段（定向协助社会工作者服务）	• 患者访视 • 陪伴 • 慰藉	关爱生命	• 沟通技巧 • 倾听技巧 • 心理疏导 • 个案服务	• 同理心 • 正性强化 • 对患者的全面支持

第四节　权利与义务

一、医院志愿者享有的权利

（1）以医院志愿者的身份参与医院志愿服务活动；

（2）获得医院志愿服务的真实、准确、完整的信息；

（3）获得医院志愿服务所需的条件和必要的保障；

（4）获得医院志愿服务活动所需的教育和培训；

（5）请求医院帮助解决在医院志愿服务活动中遇到的问题；

（6）有困难时优先获得医院和其他医院志愿者提供的服务；

（7）对医院进行监督，提出批评和建议；

（8）要求医院出具参加医院志愿服务的证明；

（9）申请注销注册志愿者身份；

（10）其他依法享有的权利。

二、医院志愿者应当履行的义务

（1）遵守国家法律法规及医院的相关规定；

（2）提供真实、准确、完整的注册相关信息，如有信息变更及时联系更改；

（3）履行医院志愿服务承诺或者协议约定的义务，完成医院志愿服务；

（4）自觉维护医院和医院志愿者的形象和声誉；

（5）自觉维护服务对象的合法权益；

（6）退出医院志愿服务活动时，履行合理告知的义务；

（7）保守在参与医院志愿服务活动过程中获悉的个人隐私、商业秘密或者其他依法受保护的信息；

（8）不得向服务对象索取、变相索取报酬等；

（9）不得以医院志愿者身份从事任何以营利为目的或违背社会公德

的活动；

（10）其他依法应当履行的义务。

第五节　服务管理

一、日常管理

医院社工部应加强日常管理，为医院志愿者开展志愿服务提供必要的保障与支持。

（1）提倡医院志愿者在开展医院志愿服务活动时穿着由医院统一制做的服装。

（2）可定期或在重大活动时组织新注册医院志愿者进行宣誓。

（3）医院社工部负责医院志愿者的培训工作，对于普通志愿者，可通过初次培训、阶段性培训和临时性培训等方式，进行权利义务、服务理念、服务态度、服务技能等方面的基础性培训；对于骨干医院志愿者可通过集中轮训、参观学习、经验交流、考察观摩等方式进行专业服务技能、项目管理方法等方面的提高培训，不断加强和改进服务工作，提高服务质量和水平。

（4）医院志愿者参加医院志愿服务后，应向其提供记录有服务时间、服务内容、服务质量等的证明，作为对医院志愿者评价认证和激励表彰的主要依据。

（5）建立健全医院志愿者服务时间储蓄、互助服务、返还服务等制度，把提供医院志愿服务与优先享受医院志愿服务结合起来，在医院志愿者本人需要帮助时，可优先得到医院和其他医院志愿者提供的志愿服务。

（6）对拒不履行义务或在医院志愿服务过程中由于未遵照相关规定而对服务对象、医院或其他医院志愿者造成损害的，视情节轻重，可对其进行警告或取消注册志愿者身份。

（7）应落实和保障医院志愿者的合法权益。如服务对象在接受服务过程中对医院志愿者造成损害，管理部门应当支持受损害的医院志愿者要求有关服务对象赔偿损失，并提供必要的帮助。

（8）医院在招募医院志愿者时，应当公布与医院志愿服务项目有关的真实、准确、完整的信息，并明确告知医院志愿服务过程中可能出现的风险。

（9）医院志愿者可在一定的指导下参加服务管理工作。医院应当发挥医院志愿者的能动性，探索医院志愿者自我管理的有效途径。

（10）建立健全医院志愿服务的需求对接机制和项目管理机制，实现医院志愿者参与医院志愿服务和患者接受医院志愿服务的便利化：①可依托上海市志愿者网，建立医院志愿服务需求信息发布和服务对接平台。②鼓励医院志愿者根据自己的特长和意愿，组成项目小组，根据需求计划自主认领服务项目，在各类医院的统筹安排和合理调配下，为服务对象提供医院志愿服务，实现医院志愿服务供给与需求的有效对接。

二、服务督导

志愿者服务不同于一般社会志愿者服务。在医院，志愿者服务失范、失当，对于本已患有各类疾病的患者来讲是雪上加霜。在医院提供服务的志愿者，仅有爱心和奉献精神是不够的，还要掌握一定的健康知识，了解一定的医务工作信息。同时，对于深入病房的服务，事先要请医护人员和社会工作者等专业人士对志愿者服务项目进行分析论证，明确项目的目标、任务、重点难点、技术支持、心理支持、社会支持等要素，为志愿者开展服务提供支持。同时，专业社会工作者要主动为志愿者开展心理督导，疏导情绪，避免志愿者因长期为患者群体服务而产生负性情绪。在实践的基础上，受患者欢迎的志愿者服务项目通过督导论证，可以固定下来，进一步做精做实。

三、表彰与激励

（1）医院根据医院志愿者服务的时间累计和服务评价情况，对志愿者进行适当宣传。

(2) 建立医院志愿者奖励授予制度。根据志愿者注册后从事志愿服务的时间与绩效,授予不同级别的志愿服务奖励。

(3) 逐步完善以精神激励为主的医院志愿者表彰激励机制。

(4) 可定期具体组织开展优秀医院志愿者、优秀医院志愿服务项目、医院志愿者工作突出贡献集体与个人等评选表彰。

(5) 医院应充分利用大众传媒和文化宣传设施,广泛宣传实践中涌现出的优秀医院志愿者及其典型事迹,加强正面宣传引导,营造有利于医院志愿者队伍发展的良好氛围。

四、医院志愿者服务管理流程

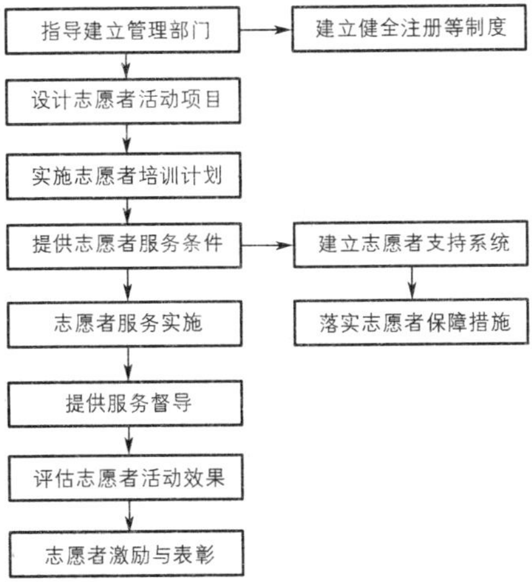

图9　志愿者服务管理操作流程

编写者
陆忆敏　上海市徐汇区中心医院
刘雪梅　上海市卫生局新闻宣传处

第七章

常用技巧

Chapter seven frequently used techniques

同理・倾听・澄清・描述・解释

接纳・支持・宣泄

正强化・负强化・松弛疗法・矫正

对质・普遍化・转移

第一节　沟通技巧

同理

“同理”是指工作者进入并了解案主内心世界，并将这种了解传达给案主的一种技术与能力。同理包括情绪同理和角色同理两个层面的内容。情绪同理即同感，是指工作者如同亲身体验地感受案主的感受，是一种受他人状况感动的能力。角色同理是指工作者了解案主的情境、参考构架及观点的能力。角色同理要求工作者尽量放下自己的参考构架和文化背景，站在案主的角度去理解案主的问题及其相关的行为。当然，在个案工作关系中，工作者不可能做到完全的价值中立，工作者个人文化背景是不可能完全抛开的。但是作为个案工作者必须时刻要有这种警觉，经常检视自己价值的介入。角色同理对于引发助人功能、建立专业关系、发展亲和性、协助确认问题及协助案主探索自我与困扰情境都有很大的帮助。

同理心作为一种会谈技巧，由三个层面的要素组成：一是感知的能力，包括被感动的能力和理解能力。要想同理案主，就得先了解案主，懂得案主，理解案主。正确感知的基础，首先是培养自己对事物的敏感性，提高感受能力；其次，要对案主专注地倾听。二是语言表达能力，包括口头表达能力和肢体语言能力。如果工作者不把内心对案主的感受、观点、看法、行为等的了解和理解告诉案主，那么这份了解便是无意义的。而工作者如何告诉案主自己对他的了解和理解，其效果和作用又会有差异。一般来说，陈述句和征询式、不确定式的语气效果比较好，例如，“你心里很伤感，很失落，因为生病，无法正常工作，无法照顾家人”、“尽管我不肯定，但我还是觉得你很伤心、气愤，你认为小辈们照顾你不很尽力”。三是传达的及时性。同理心的传达必须是及时的，迟到的表达可能完全失去意义，提前、急于表达，会影响同理的准确性、正确性和全面性。什么是传达的最好时机？这要依具体情境而定，需要工作者去自行把握。

工作者要培养和提高自己的同理能力，应注意三点：一是给自己思考的时间，工作者不要急于表达，有时可以巧妙地为自己争取思考的机会，例如“让我看看，我是不是明白了你的意思和感受……”；二是恰当反应，不要自己滔滔不绝地演讲，也不要任案主没完没了地说个不停，应该在适当的机会做恰当的回应；三是工作者应把握自己的情绪，使之与案主情绪相协调，不要表现得比案主更激动，也不要在案主激动的情况下，自己无动于衷。

倾听

“倾听”就是凭借听觉器官接受言语信息并通过思维活动达到认知/理解的全过程，倾听是有效沟通的必要组成部分，也是工作者开展有效工作的基础。倾听作为一种咨询技术，要求工作者接受案主所有的信息，而不仅仅只用耳朵去听。

工作者在与案主会谈中的一个重要职责就是鼓励案主多说话，工作者主动积极地运用视听觉器官去搜集案主信息，自己多倾听。工作者的倾听不是盲目的，而应该是有目的的，在倾听时要注意分辨案主叙述中的经验部分、行为部分和情感部分。案主的经验信息是指恐惧曾经发生在案主或相关人员身上的一切事情。例如“我父亲患糖尿病多年，去年去世了”，这是案主恐惧的经验。倾听案主的经验信息对于了解案主及案主的问题具有非常重要的意义。案主的行为信息是指案主或相关人员做了或无法做到的事。有些案主可以自在地讨论他们的经验，却不愿意谈论他们的行为，因为人们可以不必对经验负责，但却应该对自己的行为负责。但是工作者一定要倾听案主的行为信息，特别是要了解在关于案主的问题上，案主都做了些什么。例如“为了忘掉她，我每天把自己喝得大醉”，案主用喝酒的行为解除情感上的痛苦。案主的情感信息是指伴随着某次经验或行为所引发的情绪或感受，例如，“昨天晚上我对妈妈大吼大叫，现在想起来我很内疚”。

观察案主的肢体语言信息。工作者不仅要倾听案主说的话，还需要在此基础上观察案主的肢体语言。因为有声语言不可能完全独立地传递信息，总有肢体语言相伴左右，人在说话时，脸上总有一定的表情，手势、动作、身体语言往往起着对有声语言的辅助和强调作用。相比有声语言，身体语言在传递信息中有更大的优势，如身体语言可以独立传递信息，从案主双腿不停抖动的动作就可以知道案主内心的紧张和不安。而且，身体语言还可以起到揭开有声语言伪装的作用，有时，从案主躲避工作者的目光，就知道案主在说谎。另外，我们常常有穷于表达的经验，身体语言可以传递有声语言表达不了的信息。因此，作为个案工作者，在会谈中必须仔细观察案主的身体语言信息。

解读案主其人。倾听的最深层意义是要解读案主这个人——包括他的生活、行动及与其问题相关的内容。工作者在用眼睛观察了案主的身体语言，耳朵倾听了他的话语信息之后，这还不够，还必须在此基础上动用自己的大脑，迅速地进行思考判断，解读案主个人。

要做到如上完全主动的倾听绝非易事，工作者需要付出极大的努力，“不走神、快记忆、速思维、巧回应”应该是工作者努力的目标和方向。要警惕倾听时常犯的错误，例如，选择性的倾听、批判性的倾听、过滤性的倾听、同情性的倾听以及急于回应或打断性的倾听等。

澄清

“澄清”是指工作者引导案主对模糊不清的陈述作更详细、清楚的解说，使之成为清楚、具体的信息。澄清也包括工作者解说自己所表达的不甚清楚的信息。澄清技巧的运用对个案会谈非常重要。在沟通过程中，要准确掌握案主表达的信息，有效地传达工作者的意图本来就是困难的事情，每个人的内心都是一个独特的世界，各自拥有不同的生活空间，不是通过几句话就可以了解的。况且，话语只是表达内容的形式，内容与形式之间的差异和距离会妨碍沟通的效果。个案工作者与案主之间不是一般的人际沟通，而是要深入地互动。工作者必须对案主有较全面、深刻的了解才能真正按照其需要提供帮助。这种深入的会谈，不可能一蹴而就，而是需要不断的反馈、澄清，才能对有关问题有较深入的了解和理解。工作者在运用澄清技术时应注意以下几点：多用开放式的提问引发案主作更多的表达，例如："知道这是？"适当运用封闭性的提问澄清具体的信息，例如："知道这是慢性病，需要长期治疗，你想了解哪方面？"邀请案主作举例说明是澄清的较好方法，例如："你不喜欢他处理问题的方式，你可以具体说说，例如……"感觉到不清楚的信息应及时澄清。工作者传递给案主信息后，应注意观察案主的反应，如发现案主疑惑、不解，要及时澄清。澄清的技术应该运用在个案会谈的始终。

描述

"描述"即描写和叙述。即将某种现象、过程或者结果完整地以语言文字方式叙述出来的过程。专业社会工作者依据社会工作的理论、价值观和合理的思考方式对咨询者的反映和诉求内容进行准确的描述和叙述，在描述过程中密切关注案主的感受和情绪，并通过总结、归纳、提炼等方法补充诉述。

探索—描述—宣泄是一种非反思性治疗，指工作者通过求助者的描述和解释探索求助者的问题，并为求助者的情感宣泄提供机会，以便疏导求助者的情绪冲突，改变求助者的不良行为。

在采用探索—描述—宣泄治疗技巧时，工作者需要注意以下几点：

(1) 帮助求助者表达负面的感受，并提供机会让求助者宣泄自己内心的愤怒和不满，以便减缓求助者的心理压力，深入探讨求助者问题的实质。在日常生活中求助者的情感表达是受限制的，这不仅会增加求助者的心理压力，而且还会妨碍求助者正确认识和评价自己。因此，为求助者提供宣泄机会就具有了治疗的效果。

(2) 帮助求助者减轻意志控制，并鼓励求助者表达各种被压制的感受,以便了解求助者未意识到的各种内心矛盾和冲突。例如,内疚、敌意就是常见的抑制感受,求助者借助这些感受回避、曲解自己的实际生活状况,把内心的冲突排斥在意识之外。鼓励求助者表达这些被压制的内心冲突,就能让求助者正确了解自己所处的实际状况以及自己面临的问题所在,这对于治疗求助者的心理困扰和人际关系失调来说是十分有益的。

(3) 在为求助者提供情感宣泄的机会时,工作者需要区分两种不同的宣泄类型:建设性宣泄和破坏性宣泄。建设性宣泄是为求助者表达负面或被压抑的情感提供机会,并促使求助者更准确地认识、了解自己;破坏性宣泄不同,它使得求助者更加专注于情感的宣泄,通过情感的宣泄自怜或自虐,拒绝工作者提供的任何帮助。

解释

"解释"是工作者依据社工理论观点和个人经验对案主求寻问题,即思想、情感、行为和事件之间的联系或其中的因果关系进行具有说服力的剖析和说明。解释是重要的影响技巧之一,它给案主提供一种新的认识他们的问题和自身的方式,或使其世界观产生认知性的改变。当案主前来求助时,往往是有自己解决不了的问题、困难和苦恼,所谓难以解决和应付正是从他们自己的参照体系出发所导致的,所以运用解释的技术时,社工应从自己的参考体系出发。

解释有多种多样,一般讲有两种:一种是来自各种不同的心理咨询与治疗的理论;另一种则是根据治疗者个人的经验、实践与观察得出的。

使用解释技巧的注意事项:

(1) 解释应该在充分收集了与案主问题有关的资料(尤其是案主隐含的内容及其意义)且案主表示愿意倾听和接受工作者对自己问题的解释之后进行。所以,解释通常是在一次会谈的后期或几次会谈之后进行。

(2) 解释应建立在与案主的良好关系的基础上。因为解释基于与案主不同的参考框架,因而有可能导致案主的阻抗。良好的咨询关系有助于提高案主对解释内容的容忍、接受程度。反过来,解释技巧的合理使用又会提高工作者在案主心目中的可信度和权威性，从而加强咨询关系。

(3) 解释的目的是让案主从一个与自己有差异的视角重新审视自己的问题，但操作时要注意循序渐进，解释的内容不要与案主的信念、文化背景存在过大差异或产生严重的冲突。此外，解释时的措辞和用句应尊重案主，避免让案主感觉到必须接受工作人员的解释。

(4) 解释的语言使用案主容易理解的和通俗的语言。

(5) 解释时注意观察案主的反应，尤其是非言语行为，如沉默、微笑等。如：

案主：我昨晚参加了一个晚会，我喝得太多，我又哭又叫，就像个闹着要回家找妈妈的孩子，我感到难堪极了。

社工：你喝酒、哭闹，并且提到妈妈，这些使我猜想你是否就是想回到妈妈怀里——想依赖母亲得到宽慰，感到自己不能独立支持。

接纳

“接纳”就是接受案主这样一个人，接受他(她)的优缺点和言行举止，而不去批评或怀疑他(她)。接纳是一种非评判的态度，能给人温暖、自由和安全感，它有助于案主的自我开放和自我探索。

接纳的原则要求承认案主有自由表达情感(包括负面情感)的权利，工作者应投入地聆听，既不阻止，也不责备。在案主过去的生活经验中，这些感受未能充分表达，积压在心头，扭曲了案主对自己和他人的看法，因此，工作者应有意识地让案主表达其内心的感受。

接纳是一种容忍的了解，工作者应包容案主的感受、想法和看法，包括案主的优点和缺点、积极和消极的情绪、建设性和破坏性的态度及行为。接纳并不等于个案工作者对案主的意愿和价值判断持赞同态度，而是不采用否定、责备、拒斥的态度。工作者接纳的态度有助于形成一种和谐自由的气氛，使案主能畅所欲言地谈出自己的思想，表达出本人需要工作者知晓理解的感觉与感情，以便工作者能够更有针对性地进行工作。

支持

“支持”是心理与社会治疗模式常用的治疗技巧之一，现已被广泛地运用于其他个案工作理论分析模式中，其核心是通过工作者的了解、接纳、同感和信任等缓解求助者的焦虑和不安，借助语气或表情来表达对案主的兴趣、重视和接受，强化案主来访叙述的动机。支持主要包括表示了解、接受、同情、信任和乐意帮助的态度等。专注的聆听、温情的语调、不时的点头、友善的笑容等都是表达支持的有效技巧。

第二节　治疗技巧

宣泄

案主出于过去的经验或者现在的体验的影响，形成负面情绪，感到焦虑，因为无法外露、无法获得支持而陷入困境。工作者通过与案主的交谈，合理引导案主正面面对自己的不良情绪与不愉快体验，通过语言、表情、行动等方式（比如叙述、哭泣、运动、心理剧等）来发泄心中苦闷，缓解压力与焦虑，调整心态以获得积极情感支持。使用宣泄手法前，要合理评估案主当前的精神状态是否适合进行合理发泄，引导他们将自己的问题和负面情感自由表达，并给予支持鼓励或者理性澄清。如：

案主（沉默、哽咽）……

工作者：你有什么想说的可以说出来，我知道你心里很难受，试着找个人说出来会好一点。

案主：我真不知道为什么我孩子会得这个病，一听到医生说我就整个人都懵了。

工作者：当时是怎么个想法？觉得突然胸口很闷但又不能在孩子面前说是不是？没关系，可以对我说，想哭出声也没关系，尝试着把心上压着的石头向外倒，把苦水吐一吐。

正强化

行为治疗理论的基本观点认为，人的行为是习得的，并为行为的结果所强化。强化分为正强化和负强化。某种行为的结果获得奖励则行为的频度增加，成为正强化。正强化物，指凡是个体反应后带来的刺激物能强化该反应者，该刺激物称为正强化物。由正强化物的出现对个体反应所产生的强化作用，称为正强化。一般在动物实验中，食物都是正强化物。

在医务社会工作中，正强化能够很好地提升患者对医嘱的执行力，尤其是年龄较小的患者。例如，患儿十分喜欢玩具或小礼物，医务社工便可通过玩具或小礼物作为强化物，实现正强化的过程。如：

患儿：我不要吃药，我要回家。

社工：小朋友，今天你的表现整体不错，按时吃药能帮你治病，打败细菌，如果你能做到，我和你爸爸妈妈奖励你一个米老鼠的贴纸，好吗？

患儿：那好吧。

该刺激过程形成后，患儿一旦因打针吃药而哭闹，便给她贴纸，她就配合治疗，这个过程便是正强化，而案例中的“卡通贴纸”就是正强化物。但是，正强化的使用应当谨慎，一方面，因为个体差异大，强化物的强化作用也有差异；另一方面，个体可能对强化物产生依赖。如上例，可能出现不给患儿“卡通贴纸”，患儿便不肯吃药打针的情况。概而言之，正强化可以被认为是“把他喜欢的东西给他”。

负强化

负强化，是指在出现某行为之后拿走嫌恶性或不愉快的刺激，以增强或维持理想的行为反应。负强化物，指凡是个体反应能使厌恶性刺激物停止，因而强化了该反应者，该刺激物即成为负强化物。因负强化物的消失对个体反应所产生的强化作用，称为负强化。在一般动物实验中，电击即为负强化物。负强化虽然被称为“负”，但对个体行为仍然是强化作用。并且，负强化并不等于惩罚，惩罚的目的在于阻止某种行为使之不再发生，而负强化则是强化某种行为使之继续出现。

负强化也能被运用于医务社会工作的实务中。例如，患儿十分讨厌吃胡萝卜，医务社工便可通过“胡萝卜”作为负强化物，实现负强化的过程。如：

患儿：我不要吃胡萝卜。

社工：那你按时吃药，我们就不吃胡萝卜好不好？

患儿：好吧！

该刺激过程形成后，不强迫他吃胡萝卜，他就会配合打针吃药，这个过程便是负强化，而案例中的胡萝卜就是负强化物。对于负强化的使用也是受到限制的，一方面，负强化物有时是不可被轻易移除的，例如，患儿讨厌打针吃药，但社工是不能将打针吃药作为负强化物的；另一方面，负强化的负强化物也是因人而异的。简言之，负强化可以被认为是“把他讨厌的东西拿走”。

松弛疗法

放松练习是由德国心理学家雅各布森提出的，后经沃尔普德修正，现已成为最为广泛使用的行为治疗技术之一。放松疗法通常是通过让人们先紧张后放松一组肌肉的方式完成的。放松练习时通过求助者的身体放松缓解求助者生理和心理的各种紧张，以克服求助者的焦虑。放松练习的具体方式有很多，其中最为常见的是一种渐进式紧张——松弛放松法。这种方法首先让求助者身体的某组肌肉紧张，以便使求助者了解紧张的感受；其次，让求助者放松这组肌肉，并要求求助者与紧张状态比较，体会和思考放松的感觉，通过几次紧张和放松的联系，使求助者与紧张状态比较,体会放松的感觉;再次,通过几次紧张和放松的练习,使求助者最后逐渐能够自觉放松这组肌肉。这样,通过逐渐放松一组一组肌肉群,使求助者最后学会放松整个身体。放松练习既可以单独使用以减缓求助者的身心紧张,也可以与其他行为治疗技术共同使用,像系统脱敏等,以便治疗求助者的焦虑症状。

人在焦虑紧张时,肌肉就会绷紧,而感到安全与舒适时则肌肉放松。人不可能在紧张时肌肉松弛,所以松弛训练师通过肌肉松弛而达到消除紧张的目的。松弛训练可以分成三种:

(1) 深度肌肉松弛法。深度肌肉松弛法是通过收紧与放松身体不同部分的肌肉以使人更好地体会其肌肉的紧张与放松状态,并学习放松全身的肌肉。

(2) 直接松弛法。直接让每组肌肉顺乎自然地慢慢放松。练习时省去收紧肌肉的部分。

(3) 意象松弛法。通过想象处于一种舒适与安静的状态中,以此放松自己。

矫正

矫正,也称矫治,原是医学上的专门用语,意指通过手术或药物治疗,使身体部位的形状或技能方面发生畸变的患者得到康复,以重新过上和正常人一样生活的过程。

之后,矫正的概念被引入社会领域,成为司法方面的专门用语,意指国家司法机关和工作人员通过各种措施和手段,使犯罪者或具有犯罪倾向的违法人员得到思想上、心理上和行为上的矫正治疗,从而重新融入社会,成为其中正常成员的过程。

矫正社会工作是指在矫正体系中实施的社会工作,是专业人员或志愿人士在社会专业价值观指引下,运用社会工作的理论、知识和方法、技术,为罪犯(或具有犯罪危险性的人员)及其家人,在罪犯审判、监禁、社区矫正或刑释期间,提供思想教育、心理辅导、行为纠正、信息咨询、就业培训、生活照顾以及社会环境改善等方面的服务，使罪犯消除犯罪心理结构，修正行为模式，适应社会生活的一种福利服务活动。

对质

“对质”是指工作者发觉案主的行为、感受、想法、态度以及症状等之间有不一致的情况时有意识地直接发问或提出疑义的技术。通过对质，工作者可以协助案主察觉和理解到自己的感受、态度、信念和行为不一致和欠缺协调和谐的地方，并由此激发案主的改变动机。由于对质还有攻击性、面对面冲突的意思，有导致危机的危险，因此，工作者在使用对质时要特别注意以下几点：

（1）工作者必须在理解了案主不一致的原因、意义和作用后才能向案主指出；

（2）开始对质前一定要考虑案主心理上和情绪上是否能够承受；

（3）对质时的态度应该是共情、关心和帮助的，而不是挑战案主；

（4）对质的内容一定是与咨询或治疗密切相关的，与来访内容无关的不一致没有必要对质；

（5）掌握好对质的时间，如案主来访结束前不用，已没有足够的时间来共同探讨和分析；

（7）对质时尽量具体化，表达要简洁、明了，避免抽象和模糊；

（8）避免让案主觉得工作者的对质是对他的批评、指责、不满或道德批评；

（9）对质时不能掺杂工作人员自身的不满、敌意或防御；

（10）不要使用对质过度。

普遍化

在治疗过程中将服务使用者面对的问题转为一般化的层面，以减少服务使用者对个人问题的标签，令他感受到自己所面对的情况很普遍，并非独有。

案主将自身所遭遇的痛苦经历或错误认知特殊化、扩大化，导致内心积郁。工作者要让案主觉得世界上并不是只有案主这么悲惨，案主的问题其实是一个普遍的问题。工作者要通过描述与语言引导，让案主觉得自己并不孤单，不被外在社会群体所排斥，以获得心理的安慰。在小组工作中，工作者可以引导相似经历的小组成员相互提供独特的体验，让案主们彼此获得理解与支持。工作者再加以理性指导与澄清，让案主更加客观地看待自己和他人遇到的问题，与工作者一同找出解决的方法。如：

案主：我家这样真是倒霉透了，有这个病就慢慢熬着吧。

工作者：你有试着去和其他病房的病友聊聊么？其实你们抱怨的内容都挺像的，各自有各自的不痛快。

案主：说过几次，说到病就多谈一点，他们也不是医生，对我这个病也说不好。

工作者：其实大家情况都差不多，你去多和他们谈谈他们也理解你，他们来和我说的也差不多一样，我建议你们互相交流一下，比如××病房的××现在会摆点小盆景，还跟着学学画画什么的，现在精神比过去好多了，你们有什么兴趣、经验的多交流一下挺好的。

转移反应

“转移反应”是精神动力学上常用的名词。精神动力学认为，每个人的行为都有其内在的潜意识上的意义，一个成年人当前对别人的态度和反应常受其早年生活经历的影响。他在早期生活中和那些对其心理影响较大的成年人接触时的态度与反应模式将会被带入其随后的成年生活中，这样就发生了转移反应。

转移反应有正向与负向两种。正向的转移反应，表现为情绪的依恋和理想化，甚至于把异性的工作者当作恋人；负向的转移反应如敌意、激动或愤恨，表现在顺从的、无助的、抗拒的、否认的或追求赞许等行为上。

转移反应如不经适当处理与疏解，将极大地损害专业关系的形成和服务目的的达成。

虽然转移反应对专业关系是一种干扰，但并不是无意义的。转移反应是案主不健全的心理机制的一种反映，对了解案主与协助案主的自我了解都有很重大的意义。所以专业人员对转移反应的发生应有足够的敏锐，以便能深入探究转移反应深层的心理意义。同时，对转移的情感除给予有效的释放与宣泄外，还需给予适当的澄清，使案主意识到其感情的非现实性，从而促进专业关系的建立。

编写者

季庆英　上海交通大学医学院附属儿童医学中心副研究员、香港大学社会工作硕士

陈玉婷　上海交通大学医学院附属儿童医学中心社工部注册社工

附一

临床记录工具

Appendix one practical documentary tools

个案记录表

小组记录表

社区项目记录表

病房探访记录表

慈善手术治疗申请表

慈善手术自愿书

一、个案记录表

（一）初次面谈记录

案主姓名________　　　　　性　　别________
职　　业________　　　　　住 院 号________
档案号码________　　　　　联系电话________
家庭地址____
初次面谈日期____________________

1. 入院描述

<table>
<tr><td>入院诊断</td><td></td><td>病情程度</td></tr>
<tr><td>主要病情描述</td><td></td><td rowspan="2">较轻 □
中等 □
较重 □</td></tr>
<tr><td>目前主要治疗</td><td></td></tr>
</table>

2. 呈现问题

____

____

3. 家庭图谱

4. 背景资料

____

____

5. 个案资料项目

个案资料	重点注明
引发/重要事件	
情绪状况	
精神病记录	□ 无　□ 有,何种记录＿＿＿＿＿＿
健康状况	
经济状况	
暴力倾向/虐待记录	□ 无　□ 有,何种记录＿＿＿＿＿＿
社会支持网络	
当值社工评论——需深入调查的危机范畴	
服务转介	
其他	

社工签署＿＿＿＿＿＿＿　　　　日期＿＿＿＿＿＿＿

督导签署＿＿＿＿＿＿＿　　　　日期＿＿＿＿＿＿＿

（二）个案辅导计划

1. 案例背景

---

2. 案例分析

（1）案主主要问题

____

____

（2）案主其他问题

____

____

3. 干预目标

（1）总目标

____

（2）短期目标

____

（3）长期目标

____

4. 干预模式/理论

认知治疗模式	认知行为理论	情绪治疗模式	危机干预模式	任务中心模式	其他

5. 时间与内容安排

第一次(　/　/　　)

内　容____

第二次(　/　/　　)

内　容____

第三次(　/　/　　)

内　容____

第四次(　/　/　　)

内　容____

6. 评估和评估工具

____

____

社工签署______________　　　　日期______________

督导签署______________　　　　日期______________

（三）个案过程记录

案　主____________　　　工作员____________

日　期____________　　　地　点____________

1. 谈话记录

工作员：

案　主：

工作员：

案　主：

（工作员评估：________________________________）

2. 服务点评

____

____

（四）个案评估

案主姓名________________ 初次面谈日期______________

结案日期________________ 工作员____________________

评估日期________________

1. 统计数据

（1）面谈次数__________

（2）家访次数__________

（3）电访次数__________

2. 干预目标

（1）总体目标

____

（2）短期目标

____

（3）长期目标

____

3. 结果

（1）工作员观察

____

____

（2）案主表达/行为（自信心方面、认知方面、其他方面）

____

____

4. 其他长期目标/建议或跟进干预

____

____

5. 工作员自我评估

____

____

社工签署______________ 日期______________

督导签署______________ 日期______________

二、小组记录表

(一)小组活动计划

1. 小组名称

____

2. 活动背景

____

____

3. 需求评估

____

____

4. 小组目的

____

____

5. 小组对象

____

____

6. 具体目标

____

____

7. 理论基础

____

____

8. 活动设计

（1）面试

☐ 面谈

☐ 电访

（2）活动安排

节　次	时　间	主　题	内　　容	地　点
第一节				
第二节				
第三节				
第四节				
第五节				
第六节				

9. 资源/分工

（1）资源方面

☐ 会议室

☐ 临床科室同工

☐ 医技科室同工

☐ 行政部门同工

☐ 文具纸张

☐ 音像资料

☐ 其他需添置

____

(2) 分工方面

- 小组策划____________________
- 组员联系____________________
- 资源协调____________________

10. 活动预算

____

____

11. 活动评价

(1) 评估工具

☐ 量表

☐ 问卷

(2) 其他____________________

社工签署______________ 日期______________

督导签署______________ 日期______________

(二) 小组活动节次计划

第______节

1. 小组名称

____

2. 活动时间

____

3. 活动地点

____

4. 活动成员

____

5. 工作人员

____

6. 活动督导

____

7. 活动主题

____

____

8. 活动目的

____

____

9. 活动安排

____

____

10. 时间安排

____

____

11. 准备工作

____

____

社工签署______________ 日期______________

督导签署______________ 日期______________

（三）小组活动节次评估

第______节

1. 活动过程

____

____

2. 活动效果

____

____

3. 组员表现

____

____

4. 经验体会

____

____

社工签署______________　　　　日期______________

督导签署______________　　　　日期______________

（四）小组评估报告

1. 小组名称

____

2. 活动背景

____

____

3. 组员参与情况

姓　名	第一节	第二节	第三节	第四节	第五节	第六节

4. 评估工具与方法

(1) 评估工具

____

(2) 评估方法

____

(3) 小组目标评估

____

____

(4) 小组方法评估

____

____

(5) 组员个体评估

____

____

5. 建议

____

____

6. 经费结算

____

____

社工签署______________　　日期______________

督导签署______________　　日期______________

三、社区项目记录表

（一）社区项目计划

1. 项目背景

____

____

2. 需求评估

____

____

3. 理论基础

____

____

4. 项目目标

（1）任务目标

____

____

（2）过程目标

____

____

5. 服务对象

____

6. 活动设计

节　次	形　式	日　期	地　点
第一次			
第二次			
第三次			
第四次			
第五次			

7. 项目预算

____

____

社工签署______________　　　　日期______________

督导签署______________　　　　日期______________

（二）社区项目活动记录

第______次

时间地点	服务记录

社工签署______________　　　　日期______________

督导签署______________　　　　日期______________

（三）社区项目评估

1. 过程评估

____

____

2. 目标评估

____

____

社工签署______________　　　　日期______________

督导签署______________　　　　日期______________

四、病房探访记录表

患者个人资料

姓名____ 性别____ 年龄____ 科别____ 住院号______ 床号_____

现住址________________________________ 电话__________

入院时间__________ 手术时间__________ 出院时间__________

诊断____________________________ 其他________________

社工干预与评估

认知方面	1. 患者对疾病或病情认知不足　2. 患者对疾病或病情认知偏差 3. 家属对疾病或病情认知不足　4. 家属对疾病或病情认知偏差 干预措施:__________________ 效果评价:□明显改善 □改善 □稍有改善 □无改善 □其他
情绪方面	1. 因疾病产生情绪问题(紧张、害怕、恐惧、无奈、失望、焦虑、抑郁、绝望) 2. 因手术产生情绪问题(紧张、害怕、恐惧、无奈、失望、焦虑、抑郁、绝望) 3. 因检查产生情绪问题(紧张、害怕、恐惧、无奈、失望、焦虑、抑郁、绝望) 4. 因治疗产生情绪问题(紧张、害怕、恐惧、无奈、失望、焦虑、抑郁、绝望) 干预措施:__________________ 效果评价:□明显改善 □改善 □稍有改善 □无改善 □其他
适应方面	疾病适应:1. 无法适应疾病症状　2. 无法适应治疗或检查 3. 无法面对疾病　4. 其他 环境适应:1. 布局(　　)　2. 设施(　　) 3. 伙食(　　)　4. 制度(　　) 5. 收费(　　)　6. 其他(　　) 效果评价:□明显改善 □改善 □稍有改善 □无改善 □其他

治疗与检查方面	1. 对治疗方案不了解(用药;手术;检查) 2. 对检查项目不了解(检查作用;检查过程;有否副作用) 干预措施:________________ 效果评价:□明显改善 □改善 □稍有改善 □无改善 □其他
医患互动方面	医患之间:1. 缺乏病情沟通即完成医疗程序 2. 患者或家属的过高要求造成医疗人员之困扰 3. 医患沟通有困扰 4. 家属或患者对医护人员服务不满 5. 家属隐瞒病情,影响医患沟通与关系建立 6. 家属或患者对医疗过程有争议但沟通无效 7. 患者或家属无法接受出院安排 8. 抱怨医疗处置不当 9. 要求特定治疗 10. 不当的医疗期待 11. 其他 病员之间:1. 患者、家属行为影响其他患者医疗与病房安宁 2. 患者间沟通不良 3. 患者与家属间沟通不良 4. 其他 干预措施:________________ 效果评价:□明显改善 □改善 □稍有改善 □无改善 □其他
出院方面	1. 办理大病医保 2. 办理出院手续 3. 担心出院后康复 4. 其他 干预措施:________________ 效果评价:□明显改善 □改善 □稍有改善 □无改善 □其他

其他建议与事项

____

____

五、慈善手术治疗申请表

<table>
<tr><td rowspan="4">患者信息</td><td>姓　名</td><td></td><td>性别</td><td></td><td colspan="2">出生年月</td><td colspan="2"></td></tr>
<tr><td>籍　贯</td><td></td><td>体重</td><td></td><td colspan="2">居住地址</td><td colspan="2"></td></tr>
<tr><td>户口地址</td><td colspan="7"></td></tr>
<tr><td>就读学校</td><td colspan="4"></td><td colspan="2">填表日期</td><td></td></tr>
<tr><td rowspan="4">家庭信息</td><td>姓　名</td><td>关　系</td><td colspan="3">工作单位</td><td colspan="2">收入/年</td><td>联系电话</td></tr>
<tr><td></td><td></td><td colspan="3"></td><td colspan="2"></td><td></td></tr>
<tr><td></td><td></td><td colspan="3"></td><td colspan="2"></td><td></td></tr>
<tr><td></td><td></td><td colspan="3"></td><td colspan="2"></td><td></td></tr>
<tr><td colspan="2">临床诊断</td><td colspan="7"></td></tr>
<tr><td colspan="2">就诊医院</td><td colspan="7"></td></tr>
<tr><td colspan="2">简要病史</td><td colspan="7"></td></tr>
<tr><td>申请救助原因</td><td colspan="8">签名__________　关系__________　日期__________</td></tr>
<tr><td colspan="3">村委会(居委会)意见

盖　章
日　期</td><td colspan="4">街道办事处(乡、镇)意见

盖　章
日　期</td><td colspan="2">县(市)红十字会意见

盖　章
日　期</td></tr>
<tr><td colspan="9">专家会诊意见:

签名__________　日期__________</td></tr>
</table>

六、慈善手术自愿书

××医院慈善手术项目组：

我是__________(患者姓名)的监护人。该患者患有×××疾病，因家庭经济收入较低，无力承担手术费用，现向慈善项目组申请(☐部分 ☐全部)资助，以协助完成患者手术治疗。

作为监护人，我们保证所提供病历资料的真实性和完整性。我们充分了解×××疾病手术作为医疗行为所存在的不确定性及各种风险，并已做好认定手术方案及承担手术风险和后果的准备。我们承诺按照项目组的有关要求接受术前检查、手术治疗。我们知道，任何医患之间的法律纠纷将由医院和患者家属双方通过相关途径解决。同时，我们同意为帮助宣传该项目，项目组可以在报刊、杂志、书籍、电影和电视等各类媒体上无偿使用我的家庭和子女的照片和视频，我将不对此提出异议并将积极配合项目的宣传活动。

监护人与患者的关系__________　　　　监护人：__________(签字)

________年____月____日

编写者

陈　波　上海市东方医院/同济大学附属东方医院社工部注册社工

沈宜君　上海市东方医院/同济大学附属东方医院社工部注册社工

陈美琴　上海市东方医院/同济大学附属东方医院社工部注册社工

附二

临床常用评估工具

Appendix two practical assessment tools

生活满意指数量表

APGAR家庭功能评估表

家庭环境量表

社会支持评定量表

症状自评量表

状态一特质量表

抑郁自评量表

一、生活满意指数量表

指导语:下面的一些陈述涉及人们对生活的不同感受。请阅读下列每一个问题的陈述,如果你同意该观点,请在“同意”下面画✓;如果你不同意该观点,请在“不同意”下面画✓;如果无法肯定是否同意,请在“?”下面画✓。请务必回答所有问题。

	同意	不同意
1. 当我老了以后发现事情似乎要比原来想象得好。		
2. 与我所认识的多数人相比,我更好地把握了生活的机遇。		
*3. 现在是我一生中最沉闷的时期。		
4. 我现在和年轻时一样幸福。		
*5. 我的生活原本应该更好些。		
6. 现在是我一生中最美好的时光。		
*7. 我所做的事多半是令人厌烦和单调乏味的。		
8. 我估计最近能遇到一些有趣的和令人愉快的事。		
9. 我现在做的事和以前做的事一样有趣。		
*10. 我感到老了,有些累。		
11. 我感到自己确实上了年纪,但并不为此烦恼。		
12. 回首往事,我相当满足。		
13. 即使能改变自己的过去,我也不愿有所改变。		
*14. 与其他同龄人相比,我曾做出较多愚蠢的决定。		
15. 与其他同龄人相比,我的外表较年轻。		
16. 我已经为一个月甚至一年后该做的事制订了计划。		
*17. 回首往事,我有许多想得到的东西未得到。		
*18. 与其他人相比,我惨遭失败的次数太多了。		
19. 我在生活中得到了相当多我所期望的东西。		
*20. 不管人们怎样说,许多普通人是越过越糟。		

注:同意得2分,不能确定得1分,不同意得0分。有“*”号为反序计分项目

二、APGAR 家庭功能评估表

	经常	有时	很少
1. 当我遇到困难时,可以从家人处得到满意的帮助。 补充说明	□	□	□
2. 我很满意家人与我讨论各种事情以及分担问题的方式。 补充说明	□	□	□
3. 当我希望从事新的活动或发展时,家人能接受并给予支持。 补充说明	□	□	□
4. 我很满意家人对我表达情感时的方式以及对我愤怒、悲伤等情绪的反应。 补充说明	□	□	□
5. 我很满意家人与我共度美好时光的方式。 补充说明	□	□	□

三、家庭环境量表

姓名______ 性别______ 出生年月(年龄)______ 填表日期______

指导语:该问卷包括90个关于家庭情况的问题,请您决定哪些问题符合您家里的实际情况,哪些问题不符合您家里的实际情况,如果您认为某一问题符合或基本上符合,请在答案"是"上打圈,如果不符合或基本上不符合,请在答案"否"上打圈。也许您会觉得某些问题对您家里某些成员符合,而对另一些家庭成员不符合,如果对大多数成员符合,就回答"是";如果对大多数成员不符合,就回答"否";如果符合和不符合的家庭成员人数相等,就按您自己的估计回答,请您按实际情况回答问题。

1. 我们家庭成员都总是互相给予最大的帮助和支持。	是	否
2. 家庭成员总是把自己的感情藏在心里不向其他家庭成员透露。	是	否
3. 家中经常吵架。	是	否
4. 在家中我们很少自己单独活动。	是	否
5. 家庭无论做什么事都是尽力而为的。	是	否
6. 我们家经常谈论政治和社会问题。	是	否
7. 大多数周末和晚上家庭成员都是在家中度过,而不外出参加社交或娱乐活动。	是	否
8. 我们都认为不管有多大的困难,子女应该首先满足老人的各种的需求。	是	否
9. 家中较大的活动都是经过仔细安排的。	是	否
10. 家里人很少强求其他成员遵守家规。	是	否
11. 在家里我们感到很无聊。	是	否
12. 在家里我们想说什么就可以说什么。	是	否
13. 家庭成员彼此之间很少公开发怒。	是	否
14. 我们都非常鼓励家里人具有独立精神。	是	否

15. 为了有好的前途，家族成员都花了几乎所有的精力。	是	否
16. 我们很少外出听讲座、看戏、去博物馆或看展览。	是	否
17. 家庭成员常外出到朋友家去玩并在一起吃饭。	是	否
18. 家庭成员都认为做事应顺应社会风气。	是	否
19. 一般来说，我们大家都注意把家收拾得井井有条。	是	否
20. 家中很少有固定的生活规律和家规。	是	否
21. 家庭成员愿意花很大的精力做家里的事。	是	否
22. 在家中诉苦很容易使家人厌烦。	是	否
23. 有时家庭成员发怒时摔东西。	是	否
24. 家庭成员都独立思考问题。	是	否
25. 家庭成员都认为使生活水平提高比其他任何事都重要。	是	否
26. 我们都认为学会新的知识比其他任何事都重要。	是	否
27. 家中没人参加各种体育活动。	是	否
28. 家庭成员在生活上经常帮助周围的老年人和残疾人。	是	否
29. 在我们家，当需要用某些东西时却常常找不到。	是	否
30. 在我们家吃饭和睡觉的时间都是一成不变的。	是	否
31. 在我们家，有一种和谐一致的气氛。	是	否
32. 家中每个人都可以诉说自己的困难和烦恼。	是	否
33. 家庭成员之间极少发脾气。	是	否
34. 我们家的每个人出入是完全自由的。	是	否
35. 我们都相信在任何情况下竞争是好事。	是	否
36. 我们对文化活动不那么感兴趣。	是	否
37. 我们常看电影或体育比赛、外出郊游等。	是	否
38. 我们认为行贿受贿是一种可以接受的现象。	是	否
39. 在我们家很重视做事要准时。	是	否
40. 我们家做任何事都有固定方式。	是	否
41. 家里有事时，很少有人自愿去做。	是	否
42. 家庭成员经常公开地表达相互之间的感情。	是	否
43. 家庭成员之间常互相责备和批评。	是	否
44. 家庭成员做事时很少考虑家里其他人的意见。	是	否
45. 我们总是不断反省自己，强迫自己尽力把事情做得一次比一次好。	是	否

46. 我们很少讨论有关科技知识方面的问题。	是	否
47. 我们家每个人都对 1 ~2 项娱乐活动特别感兴趣。	是	否
48. 我们认为无论怎么样,晚辈都应该接受长辈的劝导。	是	否
49. 我们家的人常常改变他们的计划。	是	否
50. 我们家非常强调要遵守固定的生活规律的家规。	是	否
51. 家庭成员总是衷心地互相支持。	是	否
52. 如果在家里说出对家事的不满,会有人觉得不舒服。	是	否
53. 家庭成员有时互相打架。	是	否
54. 家庭成员都依赖家人的帮助去解决他们遇到困难。	是	否
55. 家庭成员不太关心职务升级、学习成绩等问题。	是	否
56. 家中有人玩乐器。	是	否
57. 家庭成员除工作学习外,不常进行娱乐活动。	是	否
58. 家庭成员都自愿去做公共环境卫生。	是	否
59. 家庭成员认真地保持自己房间整洁。	是	否
60. 家庭成员夜间可以随意外出,不必事先与家人商量。	是	否
61. 我们家的集体精神很少。	是	否
62. 我们家可以公开地谈论家里的经济问题。	是	否
63. 家庭成员的意见产生分歧时,我们一直都回避以保持和气。	是	否
64. 家庭成员希望家里人独立解决问题。	是	否
65. 我们家的人对获得成就并不那么积极。	是	否
66. 家庭成员常去图书馆。	是	否
67. 家庭成员有时按个人爱好或兴趣参加娱乐性学习。	是	否
68. 家庭成员都认为要死守教条去办事。	是	否
69. 在我们家,每个人的分工是明确的。	是	否
70. 在我们家,没有严格的规则来约束我们。	是	否
71. 家庭成员彼此之间都一直合得来。	是	否
72. 家庭成员之间讲话时都很注意避免伤害对方的感情。	是	否
73. 家庭成员常彼此想胜过对方。	是	否
74. 如果家庭成员经常独自活动,会伤家里其他人的感情。	是	否
75. 先工作后享受是我们家的老习惯。	是	否
76. 在我们家看电视比读书更重要。	是	否

77. 家庭成员常在业余时间参加家庭以外的社交活动。	是	否
78. 我们认为无论怎么样,离婚是不道德的。	是	否
79. 我们家花钱没有计划。	是	否
80. 我们家的生活规律或家规是不能改变的。	是	否
81. 家庭的每个成员都一直得到充分的关心。	是	否
82. 我们家经常自发地讨论家人很敏感的问题。	是	否
83. 家人有矛盾时,有时会大争吵。	是	否
84. 在我们家确实鼓励成员都自由活动。	是	否
85. 家庭成员常常与别人比较,看谁的工作学习好。	是	否
86. 家庭成员很喜欢音乐、艺术和文学。	是	否
87. 我们娱乐活动的主要方式是看电视听广播而不是外出活动。	是	否
88. 我们认为提高家里的生活水平比严守道德标准还要重要。	是	否
89. 我们家里饭后必须有人去洗碗。	是	否
90. 在家里违反家规者会受到严厉的批评。	是	否

四、社会支持评定量表

指导语:下面的问题用于反映您在社会中所获得的支持,请按各个问题的具体要求,根据您的实际情况回答,谢谢您的合作。

1. 您有多少关系密切,可以得到支持和帮助的朋友?(只选一项)
   (1) 一个也没有　　(2) 1～2个
   (3) 3～5个　　(4) 6个或6个以上

2. 近一年来您:(只选一项)
   (1) 远离家人,且独居一室
   (2) 住处经常变动,多数时间和陌生人住在一起
   (3) 和同学、同事或朋友住在一起
   (4) 和家人住在一起

3. 您和邻居:(只选一项)
   (1) 相互之间从不关心,只是点头之交　　(2) 遇到困难可能稍微关心
   (3) 有些邻居很关心您　　(4) 大多数邻居都很关心您

4. 您和同事:(只选一项)
   (1) 相互之间从不关心,只是点头之交　　(2) 遇到困难可能稍微关心
   (3) 有些同事很关心您　　(4) 大多数同事都很关心您

5. 从家庭成员得到的支持和照顾(在合适的框内划"✓")

	无	极少	一般	全力支持
A. 夫妻(恋人)	□	□	□	□
B. 父母	□	□	□	□
C. 儿女	□	□	□	□
D. 兄弟姐妹	□	□	□	□
E. 其他成员(如嫂子)	□	□	□	□

6. 过去，在您遇到急难情况时，曾经得到的经济支持和解决实际问题的帮助的来源有：

(1) 无任何来源

(2) 下列来源(可选多项)

A. 配偶；B. 其他家人；C. 亲戚；D. 同事；E. 工作单位；F. 党团工会等官方或半官方组织；G. 宗教、社会团体等非官方组织；

H. 其他________________________________(请列出)

7. 过去，在您遇到急难情况时，曾经得到的安慰和关心的来源有：

(1) 无任何来源

(2) 下列来源(可选多项)

A. 配偶；B. 其他家人；C. 亲戚；D. 同事；E. 工作单位；F. 党团工会等官方或半官方组织；G. 宗教、社会团体等非官方组织；

H. 其他________________________________(请列出)

8. 您遇到烦恼时的倾诉方式：(只选一项)

(1) 从不向任何人诉述

(2) 只向关系极为密切的 1 ~ 2 个人诉述

(3) 如果朋友主动询问，您会说出来

(4) 主动诉述自己的烦恼，以获得支持和理解

9. 您遇到烦恼时的求助方式：(只选一项)

(1) 只靠自己，不接受别人帮助

(2) 很少请求别人帮助

(3) 有时请求别人帮助

(4) 有困难时经常向家人、亲友、组织求援

10. 对于团体(如党团组织、宗教组织、工会、学生会等)组织活动，您：(只选一项)

(1) 从不参加　　(2) 偶尔参加

(3) 经常参加　　(4) 主动参加并积极活动

五、症状自评量表

指导语：以下表格中列出了有些人可能有的症状或问题，请仔细阅读每一条，然后根据该句话与您自己的实际情况相符合的程度（最近一个星期或过去），选择一个适当的数字填写在后面的答案框中：

1—从无　2—很轻　3—中等　4—偏重　5—严重

序号	问　　题	选项
1	头痛	
2	神经过敏，心中不踏实	
3	头脑中有不必要的想法或字句盘旋	
4	头晕或晕倒	
5	对异性的兴趣减退	
6	对旁人责备求全	
7	感到别人能控制您的思想	
8	责怪别人制造麻烦	
9	忘性大	
10	担心自己的衣饰整齐及仪态的端正	
11	容易烦恼和激动	
12	胸痛	
13	害怕空旷的场所或街道	
14	感到自己的精力下降，活动减慢	
15	想结束自己的生命	

16	听到旁人听不到的声音	
17	发抖	
18	感到大多数人都不可信任	
19	胃口不好	
20	容易哭泣	
21	同异性相处时感到害羞不自在	
22	感到受骗、中了圈套或有人想抓住您	
23	无缘无故地突然感到害怕	
24	自己不能控制地大发脾气	
25	怕单独出门	
26	经常责怪自己	
27	腰痛	
28	感到难以完成任务	
29	感到孤独	
30	感到苦闷	
31	过分担忧	
32	对事物不感兴趣	
33	感到害怕	
34	您的感情容易受到伤害	
35	旁人能知道您的私下想法	
36	感到别人不理解您，不同情您	
37	感到人们对您不友好，不喜欢您	
38	做事必须做得很慢以保证做得正确	
38	心跳得很厉害	
40	恶心或胃部不舒服	

41	感到比不上他人	
42	肌肉酸痛	
43	感到有人在监视您、谈论您	
44	难以入睡	
45	做事必须反复检查	
46	难以做出决定	
47	怕乘电车、公共汽车、地铁或火车	
48	呼吸有困难	
49	一阵阵发冷或发热	
50	因为感到害怕而避开某些东西、场合或活动	
51	脑子变空了	
52	身体发麻或刺痛	
53	喉咙有梗塞感	
54	感到前途没有希望	
55	不能集中注意力	
56	感到身体的某一部分软弱无力	
57	感到紧张或容易紧张	
58	感到手或脚发重	
59	想到死亡的事	
60	吃得太多	
61	当别人看着您或谈论您时感到不自在	
62	有一些不属于您自己的想法	
63	有想打人或伤害他人的冲动	
64	醒得太早	
65	必须反复洗手、点数	

66	睡得不稳不深	
67	有想摔坏或破坏东西的想法	
68	有一些别人没有的想法	
69	感到对别人神经过敏	
70	在商店或电影院等人多的地方感到不自在	
71	感到任何事情都很困难	
72	一阵阵恐惧或惊恐	
73	感到公共场合吃东西很不舒服	
74	经常与人争论	
75	单独一人时神经很紧张	
76	别人对您的成绩没有做出恰当的评价	
77	即使和别人在一起也感到孤单	
78	感到坐立不安、心神不定	
79	感到自己没有什么价值	
80	感到熟悉的东西变成陌生或不像是真的	
81	大叫或摔东西	
82	害怕会在公共场合晕倒	
83	感到别人想占您的便宜	
84	为一些有关性的想法而很苦恼	
85	您认为应该因为自己的过错而受到惩罚	
86	感到要很快把事情做完	
87	感到自己的身体有严重问题	
88	从未感到和其他人很亲近	
89	感到自己有罪	
90	感到自己的脑子有毛病	

六、状态—特质量表

指导语：下面列出的是人们常常用来描述自己的陈述，请阅读每一个陈述，然后在右边适当的圈上打钩，来表示你现在最恰当的感觉。没有对或错的回答，不要对任何一个陈述花太多的时间去考虑，但所给的回答应该是你现在最恰当的感觉。

项　目	程度计分			
	几乎没有	有些	中等程度	非常明显
*1. 我感到心情平静	①	②	③	④
*2. 我感到安全	①	②	③	④
3. 我是紧张的	①	②	③	④
4. 我感到被限制	①	②	③	④
*5. 我感到安逸	①	②	③	④
6. 我感到烦乱	①	②	③	④
7. 我现在正在为可能发生的不幸而烦恼	①	②	③	④
*8. 我感到满意	①	②	③	④
9. 我感到害怕	①	②	③	④
*10. 我感到舒适	①	②	③	④
*11. 我有自信心	①	②	③	④
12. 我觉得神经过敏	①	②	③	④
13. 我极度紧张不安	①	②	③	④
14. 我优柔寡断	①	②	③	④
*15. 我是轻松的	①	②	③	④
*16. 我感到心意满足	①	②	③	④
17. 我是烦恼的	①	②	③	④
18. 我感到慌乱	①	②	③	④
*19. 我感到镇定	①	②	③	④
*20. 我感到愉快	①	②	③	④

指导语：下面列出的是人们常常用来描述自己的陈述，请阅读每一个陈述，然后在右边适当的圈上打钩，来表示你经常的感觉。没有对或错的回答，不要对任何一个陈述花太多的时间去考虑，但所给的回答应该是你平常所感觉到的。

	几乎没有	有些	经常	几乎总是如此
*21. 我感到愉快	①	②	③	④
22. 我感到神经过敏和不安	①	②	③	④
*23. 我感到自我满足	①	②	③	④
*24. 我希望像别人那样高兴	①	②	③	④
25. 我感到像个失败者	①	②	③	④
*26. 我感到宁静	①	②	③	④
*27. 我是平静、冷静和镇定自若的	①	②	③	④
28. 我感到困难成堆，无法克服	①	②	③	④
29. 我过分忧虑那些无关紧要的事情	①	②	③	④
*30. 我是高兴的	①	②	③	④
31. 我的思想处于混乱状态	①	②	③	④
32. 我缺乏自信	①	②	③	④
*33. 我感到安全	①	②	③	④
*34. 我容易做出决定	①	②	③	④
35. 我感到不太好	①	②	③	④
*36. 我是满足的	①	②	③	④
37. 一些不重要的想法缠绕着我并打扰我	①	②	③	④
38. 我如此沮丧，无法摆脱	①	②	③	④
*39. 我是个稳定的人	①	②	③	④
40. 一想到当前的事情和利益，我就陷入紧张状态	①	②	③	④

备注：

1. 标“*”号表示反向计分。即①为4分，②为3分，③为2分，④为1分。1～20项的得分相加计为状态焦虑总分为20～80分；21～40项得分相加计为特质焦虑总分为20～80分。

2. 分数越高，说明焦虑越严重。该量表国内尚无常模。美国常模如下：状态焦虑量表，19～39岁，男性56分，女性57分；40～49岁，男性55分，女性58分；50～59岁，男性52分，女性47分。特制量表，19～39岁，男性53分，女性55分；40～49岁，男性51分，女性53分；50～59岁，男性50分，女性43分。

七、抑郁自评量表(SDS)

	没有或很少时间	小部分时间	相当多时间	绝大部分时间或全部时间
1. 我觉得闷闷不乐,情绪低沉(抑郁)	□	□	□	□
* 2. 我觉得一天中早晨最好(晨重晚轻)	□	□	□	□
3. 我一阵阵哭出来或者觉得想哭(易哭)	□	□	□	□
4. 我晚上睡眠不好(睡眠障碍)	□	□	□	□
* 5. 我吃的跟平常一样多(食欲减退)	□	□	□	□
* 6. 我与异性朋友亲密接触时和以往一样感到愉快(性兴趣减退)	□	□	□	□
7. 我发觉我的体重在下降(体重减轻)	□	□	□	□
8. 我有便秘的苦恼(便秘)	□	□	□	□
9. 我心跳比平常快(心悸)	□	□	□	□
10. 我无缘无故地感到疲乏(易倦)	□	□	□	□
* 11. 我的头脑跟平时一样清楚(思考困难)	□	□	□	□
* 12. 我觉得经常做的事情并没有困难(能力减退)	□	□	□	□
13. 我觉得不安而平静不下来(不安)	□	□	□	□
* 14. 我对将来抱有希望(绝望)	□	□	□	□
15. 我比平时容易生气激动(易激怒)	□	□	□	□
* 16. 我觉得做出决定是容易的(决断困难)	□	□	□	□
* 17. 我觉得自己是个有用的人,有人需要我(无用感)	□	□	□	□
* 18. 我的生活过得很有意思(生活空虚感)	□	□	□	□

19. 我认为如果我死了，别人会生活得更好些（无价值感）	□	□	□	□
*20. 平常感兴趣的事我仍感兴趣（兴趣丧失）	□	□	□	□

备注：

1. SDS 按症状出现频度评定，分 4 个等级，没有或很少时间；小部分时间；相当多时间；绝大部分时间或全部时间。若为正向评分，依次评为粗分 1、2、3、4。反向评分题（前有 * 者），则评为 4、3、2、1。

2. SDS 的主要统计指标是总分，但要经过一次转换。将 20 个项目的各项得分分数相加，得到总粗分 X，然后通过公式 Y（标准分）= 1.25 X 转换。中国常模结果：正常人 SDS 总粗分的分界值为 41 分，标准分为 51 分。

编写者

陈　波　上海市东方医院/同济大学附属东方医院社工部注册社工

沈宜君　上海市东方医院/同济大学附属东方医院社工部注册社工

陈美琴　上海市东方医院/同济大学附属东方医院社工部注册社工

附三

社会工作者职业标准与考试指南

Appendix three social work professional standards and examination guidelines

社会工作者职业标准

全国社会工作者职业水平考试指南

一、社会工作者职业标准

（适用于国家社工职业资格鉴定考试）

1. 职业概况

1.1 职业名称

社会工作者

1.2 职业定义

遵循助人自助的价值理念，运用个案、小组、社区、行政等专业方法，以帮助机构和他人发挥自身潜能，协调社会关系，解决和预防社会问题，促进社会公正为职业的专业工作者。

1.3 职业等级

本职业共设四个等级，分别为：社会工作者四级（国家职业资格四级）、社会工作者三级（国家职业资格三级）、社会工作者二级（国家职业资格二级）、社会工作者一级（国家职业资格一级）。

1.4 职业环境

室内、室外。

1.5 职业能力特征

具有观察、理解、判断、沟通和自我控制的能力。

1.6 基本文化程度

大专毕业或同等学历（1959 年以前出生者可放宽至中专及同等学历）。

1.7 培训要求

1.7.1 培训期限

社会工作者四级：不少于 480 学时；

社会工作者三级：不少于 160 学时；

社会工作者二级：不少于 160 学时；

社会工作者一级:不少于160学时。

1.7.2　培训教师

具有社会工作或相关专业副高以上专业技术职务任职资格,从事社会工作或社会工作教育满3年者,或取得二级以上社会工作者职业资格证书者,经社会工作专业执教培训后,可担任社会工作者四级、三级、二级的培训教师;具有社会工作或相关专业正高专业技术职务任职资格,从事社会工作或社会工作教育满3年者,或取得一级社会工作者职业资格证书满3年者,可担任社会工作者一级的培训教师。

1.7.3　培训场地设备

教学条件完善的标准教室,具有社会工作实务示教设备。

1.8　鉴定要求

1.8.1　适用对象

从事或准备从事本职业的人员。

1.8.2　申报条件

——社会工作者四级(具备以下条件之一者)

(1)获得国家承认的社会工作专业大专学历者;

(2)获得国家承认的社会工作相关专业大专学历,经社会工作者四级正规职业资格培训达规定学时数,并获得结业证书者;

(3)1959年以前出生,获得中专及同等学历,连续从事社会工作不少于3年,经社会工作者四级正规职业资格培训达规定学时数,并获得结业证书者。

——社会工作者三级(具备以下条件之一者)

(1)获得国家承认的社会工作专业硕士学历者;

(2)获得国家承认的社会工作专业本科学历,社会工作经历不少于2年者;

(3)获得国家承认的社会工作相关专业本科以上学历(含本科),社会工作经历不少于3年,经社会工作者三级正规职业资格培训达规定学时数,并获得结业证书者;

(4) 取得社会工作者四级职业资格证书,连续从事本职业工作不少于3年,经社会工作者三级正规职业资格培训达规定学时数,并获得结业证书者。

——社会工作者二级(具备以下条件之一者)

(1) 获得国家承认的社会工作专业博士学历者;

(2) 取得社会工作者三级职业资格证书,获得国家承认的社会工作专业本科学历,社会工作经历不少于4年者;

(3) 取得社会工作者三级职业资格证书,获得国家承认的社会工作专业硕士学历,社会工作经历不少于3年者;

——社会工作者一级

取得社会工作者二级职业资格证书,连续从事社会工作不少于5年,经社会工作者一级正规职业资格培训达规定学时数,并获得结业证书者。

1.8.3　鉴定方式

分为理论知识考试和职业能力考核。理论知识考试采用闭卷笔试方式,职业能力考核采用面试和情景模拟等测试方式,并根据不同的社会工作服务领域增加专业知识考核(具有该服务领域知识背景或工作经验的人员免考)。理论知识考试和职业能力考核均实行百分制,成绩皆达60分以上为合格。社会工作者一级和二级还须进行综合评审。理论知识考试和职业能力考核的合格成绩(含单项考核成绩)3年内有效。

1.8.4　考评人员和考生配比

理论知识考评人员和考生配比为1∶20,每个标准教室不少于2名考评人员;职业能力考核考评人员与考生配比为3∶1;综合评审委员不少于5人。

1.8.5　鉴定时间

理论知识考试时间为120分钟;职业能力考核时间为60分钟;综合评审时间不少于60分钟。

1.8.6　鉴定场所设备

理论知识考试在标准教室进行;职业能力考核在配备必要实验设备

的实验室进行。

2. 基本要求

2.1　职业道德

2.1.1　职业道德基本知识

2.1.2　职业守则

(1) 遵守国家法律法规;

(2) 尊重个人价值尊严;

(3) 维护服务对象隐私;

(4) 提升案主发展潜能;

(5) 提高专业技能水平;

(6) 及时反映社会需要;

(7) 协助解决社会问题;

(8) 促进社会公正进步。

2.2　基础知识

2.2.1　社会工作基本理论

(1) 社会工作的基本概念;

(2) 社会工作的价值观与伦理;

(3) 人类行为与社会环境的知识;

(4) 社会问题与社会政策方面的知识;

(5) 社会学、心理学、管理学等学科中与社会工作有密切关联的知识。

2.2.2　社会工作基本方法

(1) 个案工作的基础知识;

(2) 小组工作的基础知识;

(3) 社区工作的基础知识;

(4) 其他社会工作基本方法的基础知识。

2.2.3　社会工作实务过程

(1) 接案的基础知识;

(2) 收集资料与预估的基础知识;

（3）制订计划的基础知识；

（4）执行计划的基础知识；

（5）评估与结案的基础知识。

2.2.4 社会工作实务领域

青少年社会工作、老年社会工作、残疾人社会工作、家庭社会工作、学校社会工作、医务社会工作、社区社会工作、司法社会工作等实务领域的基础知识。

3. 工作要求

本标准对社会工作者四级、社会工作者三级、社会工作者二级、社会工作者一级的技能要求依次递进，高级别涵盖低级别的要求。

3.1 社会工作者四级

职业功能	工作内容	技能要求	相关知识
一、辅助性直接服务	（一）接案	1. 能够选择初次面谈的场所 2. 能够针对案主情况进行交谈和倾听 3. 能够与案主建立专业关系	1. 建立专业关系的基本知识 2. 相关社会政策和社会工作者职业守则
	（二）收集资料与预估	1. 能够收集、记录案主的信息 2. 能够对案主信息进行初步分析	1. 观察、提问等收集资料的基本知识 2. 保密和告知原则 3. 预估的基本知识
	（三）制订计划	1. 能够制订服务计划初稿 2. 能够制订服务协议初稿	1. 制订服务计划的步骤 2. 服务协议的基本知识
	（四）实施计划	1. 能够布置工作室 2. 能够为案主提供信息与建议 3. 能够针对案主情况进行鼓励与安慰 4. 能够对实施过程进行记录	介入的基本方法

（续表）

职业功能	工作内容	技能要求	相关知识
	（五）评估与结案	1. 能够运用量表、问卷等方式收集评估信息 2. 能够确定结案时间并进行结案 3. 能够对结案进行记录	1. 评估步骤与基本方法 2. 结案的基本方法
二、辅助性行政工作	（一）处理文字	1. 能够阅读和写作专业报告 2. 能够运用计算机进行文字处理	专业报告撰写方法和注意事项
	（二）处理信息与管理文件	1. 能够收集、整理机构所需信息 2. 能够对文件进行分类、归档并妥善保管	1. 信息收集与整理的知识 2. 文档管理的知识

3.2　社会工作者三级

职业功能	工作内容	技能要求	相关知识
一、直接服务	（一）接案	1. 能够拟定初次面谈的纲要 2. 能够运用同理、应变的技巧与案主交谈 3. 能够消除案主的焦虑 4. 能够接触各类案主并与之建立专业关系	1. 人际沟通的基本知识 2. 人类行为与社会环境的基本知识
	（二）收集资料与预估	1. 能够设计调查问卷及访谈提纲 2. 能够对案主进行观察、提问 3. 能够为案主绘制家庭结构图和生态图 4. 能够针对案主问题做出预估	1. 资料整理、分析的知识 2. 预估的系统知识
	（三）制订计划	1. 能够制定目标明确、实施方案可行的服务计划 2. 能够根据计划制定服务协议	1. 制订服务计划的方法 2. 服务协议的系统知识

（续表）

职业功能	工作内容	技能要求	相关知识
	（四）实施计划	1. 能够运用个案、小组、社区等专业方法及介入技巧，协助案主解决问题 2. 能够增强案主的自助能力	介入的系统知识
	（五）评估与结案	1. 能够运用目标实现程度量表、案主满意度调查问卷进行评估 2. 能够找出实际结果与计划的差距并提出改进的措施 3. 能够处理案主在结案时的反应 4. 能够进行跟进服务或成功转介	1. 评估的系统知识 2. 结案的系统知识
二、项目开发与管理	（一）开发项目	1. 能够在与案主接触过程中提出新的服务项目 2. 能够撰写项目计划书草案	1. 社会工作项目开发的基本知识 2. 社会调查的基本知识 3. 社会工作行政的基本知识 4. 社会政策与法规、社会保障方面的基本知识
	（二）管理项目	1. 能够促进工作人员之间的合作与分工 2. 能够对影响项目实施的因素做出判断并调整 3. 能够对项目成果进行评估	1. 项目管理的基本知识 2. 社会工作行政的基本知识

3.3 社会工作者二级

职业功能	工作内容	技能要求	相关知识
一、直接服务	辅导、咨询与倡导	1. 能够综合运用各种社会工作方法和技巧处理各类复杂的问题 2. 能够运用社会工作服务领域的特定技巧处理疑难案例 3. 能够运用社会工作专门知识和技能对相关领域的社会福利政策进行分析和研究，并提出建议	1. 社会工作基本理论与方法 2. 社会工作服务领域的专门知识 3. 社会工作服务领域的社会保障制度与社会政策

（续表）

职业功能	工作内容	技能要求	相关知识
二、督导	专业指导	1. 能够协助被督导者增加专业知识和强化专业理念，指导被督导者的专业工作 2. 能够帮助被督导者处理心理压力、情绪波动和思想困惑，促使其坚定专业认同感	1. 专业督导的理论与方法 2. 情绪支持的理论与方法
三、社会工作行政	（一）计划	1. 能够制订长期和短期的发展计划 2. 能够不断完善和修正机构的发展计划 3. 能够不断地开拓服务项目	1. 制订计划的系统知识 2. 社会政策与法规、社会保障等相关知识
	（二）组织	1. 能够设置合理的岗位和工作职责，并对工作人员进行协调和部署 2. 能够与工作人员进行有效沟通和互动 3. 能够招聘、培训机构工作人员 4. 能够建立工作人员的考核和奖惩激励机制	人力资源管理的相关知识
	（三）管理	1. 能够建立、健全机构的规章制度 2. 能够筹募、运作和管理资金	行政和财务管理的知识
	（四）评估	1. 能够对工作人员的工作进行科学评估 2. 能够对机构各项目的完成情况进行科学评估	1. 社会工作人员评估的知识 2. 社会工作项目评估的知识
四、社会工作研究与培训	（一）研究	1. 能够对社会工作实务的经验进行分析、总结与提炼 2. 能够阅读社会工作专业的外文资料	1. 分析、综合的基本方法 2. 归纳、演绎的基本方法 3. 社会工作常用外语知识
	（二）培训	1. 能够讲解社会工作专业基础知识 2. 能够传授社会工作实务技能	1. 社会工作理论、方法与实务 2. 培训教案的设计和编写方法

3.4 社会工作者一级

职业功能	工作内容	技能要求	相关知识
一、社会工作行政	(一) 计划	1. 能够对现行社会政策进行科学分析 2. 能够提供可行的社会政策方案 3. 能够推进社会政策实施 4. 能够对社会政策实施进行评估与监督	1. 社会发展与社会问题的知识 2. 社会政策与社会控制的知识
	(二) 组织	1. 能够招聘、培训、评估督导人员 2. 能够建立机构的督导机制及实施方案 3. 能够建立和健全机构的沟通机制	机构组织与督导管理的基本知识
	(三) 管理	1. 能够管理各社会工作机构 2. 能够对各社会工作机构的分工、协调进行宏观调控和指导	社会工作机构管理的知识
	(四) 评估	1. 能够对不同机构的运作方式、合作模式进行评估 2. 能够对资源整合与配置进行评估	社会工作机构评估的系统知识
二、社会工作研究与培训	(一) 研究	1. 能够进行社会工作理论和实务的研究 2. 能够撰写专业论文与著作 3. 能够阅读并运用社会工作相关的外文专业文献	1. 社会工作理论与实务的前沿知识 2. 社会工作研究方法 3. 社会工作相关的外文知识
	(二) 培训	1. 能够担任二、三级社会工作者的教学与培训任务 2. 能够针对不同的对象，制订相应的社会工作教学方案	1. 社会工作系统理论、方法与实务 2. 教育、教育心理的基本知识

二、全国社会工作者职业水平考试指南

（适用于全国社会工作者职业水平考试）

1. 考试介绍

全国社会工作者职业水平考试，是2008年首次在全国范围内举行的一种针对社会工作者进行能力甄别的级别考试，合格者可以获得由国家认定的社会工作师职业资格证书。

2. 考试科目

（1）社会工作法规与政策；

（2）社会工作综合能力（初、中级）；

（3）社会工作实务（初级）；

（4）社会工作实务（中级，用专用答题卡答题）。

3. 考试类别

2008年度起全国社会工作者职业水平考试分为助理社会工作师、社会工作师两个类别。

助理社会工作师考试科目分为《社会工作综合能力（初级）》和《社会工作实务（初级）》2科，考生须一次通过2科方可取得助理社会工作师职业资格证书；社会工作师考试科目分为《社会工作综合能力（中级）》、《社会工作实务（中级）》和《社会工作法规与政策》3科，为滚动考试，考生可在连续两个年度内通过全部科目后，获得社会工作师职业资格证书。

《社会工作实务（中级）》科目为主观题，在专用答题卡上作答。其余科目为客观题，在答题卡上作答。考生应考时，应携带黑色钢笔或黑色签字笔、2B铅笔，不得携带计算器。各科试卷卷本可作草稿纸，考试结束时收回，不再另发草稿纸。

4. 报名条件

（1）助理社会工作师考试报名条件

- 取得高中或者中专学历，从事社会工作满4年；
- 取得社会工作专业大专学历，从事社会工作满2年；
- 社会工作专业本科应届毕业生；
- 取得其他专业大专学历，从事社会工作满4年；
- 取得其他专业本科及以上学历，从事社会工作满2年。

（2）社会工作师考试报名条件

- 取得高中或者中专学历，并取得助理社会工作师职业水平证书后，从事社会工作满6年；
- 取得社会工作专业大专学历，从事社会工作满4年；
- 取得社会工作专业大学本科学历，从事社会工作满3年；
- 取得社会工作专业硕士学位，从事社会工作满1年；
- 取得社会工作专业博士学位；
- 取得其他专业大专学历，其从事社会工作年限相应增加2年。

5. 考试题型

初级考试科目：《社会工作综合能力（初级）》、《社会工作实务（初级）》。考试题型均为客观题，包含单项、多项选择题。

中级考试科目：《社会工作综合能力（中级）》、《社会工作实务（中级）》及《社会工作法规与政策》。考试题型《社会工作综合能力（中级）》与《社会工作法规与政策》均为客观题，包含单项、多项选择题；《社会工作实务（中级）》为案例分析题、方案设计题。

编写者

陈　波　上海市东方医院/同济大学附属东方医院社工部注册社工

沈宜君　上海市东方医院/同济大学附属东方医院社工部注册社工

陈美琴　上海市东方医院/同济大学附属东方医院社工部注册社工

附四

常用社会工作专业词汇中英文对照一览表

Appendix four English and Chinese social work vocabulary list

常用社会工作专业词汇中英文对照一览表

（按中文拼音字母为序）

B

保密 confidentiality

保险与信托 insurance and entrustment

C

倡导 advocacy

辍学率 dropout rates

充实生活 enrichment in living

城市社会学 urban sociology

慈善组织协会 charity organization societies（COS）

出院后的照顾设施 aftercare facilities

D

大麻 marijuana

大萧条 Great Depression

单亲家庭 single parent family

独生子女 the only child

独立安置 independent placements

当代人口社会学 sociology of population

当代社会的生活文化 life style in current society

E

儿童与家庭服务科 division of child and family services

儿童入住治疗中心 residential treatment centers for children (RTC)

儿童指导运动 child guidance movement

F

法庭 courts

法律社会学 sociology of law

服务承诺 commitment

封闭系统 closed systems

发展民俗学 folklore studies

发展社会学 sociology of development

弗洛伊德派 Freudian approach

家庭治疗 family therapy

G

功能模式 functional model

公益金 public welfare fund

公共关系 public relations

公开领养 open adoption

改革立案 reform legislation

工业革命 Industrial Revolution

过渡性设施 halfway houses

雇员援助计划 employee assistance programs (EPAs)

个案管理 case management

个案社会工作 case work

个案管理 case management

管理学 management theory

管理式保健方案 managed care programs
国外社会学说 sociological theories in the West
国家家庭扫盲中心 national center for family literacy
国际社会工作者联盟 international federation of social workers

H

环境社会学 sociology of environment

J

假释 parole
济贫院 almshouses
教学实习 teaching practice
教育社会学 sociology of education
焦虑 anxiety
机构场所 agency settings
寄养照顾 foster care
家庭暴力 domestic violence
家庭社会工作 family social work
家庭社会学 sociology of family
家庭维护服务 family preservation services (FPS)
美国家庭福利会 Family Welfare Association of America
美国家庭服务协会 Family Service Association of America (FSAA)
经济社会学教学实习 teaching practice economic sociology
精神障碍 mental disorder
精神症 psychosis

K

控制组 control groups

科学文化社会学 cultural sociology

课程声明 curriculum statements

课程政策声明与教育政策和审核标准 Curriculum Policy Statements and Educational Policy and Accreditation Standards（EPAS）

L

老年 aging

老年护理院 nursing homes

老年照顾者 aging caregivers

老年社会工作 ageing work

老年日间护理中心 day care centers for aging

领养 adoption

伦理守则 code of ethics

历史社会学 historical sociology

劳动社会学 sociology of labor

临床社会工作 clinical social work

联合慈善机构 associated charities

邻里结对互助 neighbor to neighbor

M

民工 migrant worker

麻醉剂 narcotics

迷幻药 hallucinogens

民俗学 folklore studies

民权运动 civil rights movement

密集式家庭维护服务 Intensive Family Preservation Services（IFPS）

美沙酮疗法 methadone maintenance

美国医院联合会 A hospital association

美国社会工作者协会 A A of social workers
美国精神病学联合会 A psychiatric association
美国婚姻辅导委员会 A A of marriage counselors
美国小组工作者协会 A A of Group worker
美国小组工作研究会 A A for the study of group work
美国婚姻与家庭治疗协会 A A for marriage and family therapy
美国医务社会工作者协会 A A of medical social worker
美国社会工作院校联合会 A A of schools of social work
美国精神病社会工作者协会 A A of psychiatric social work

N

农村社会学 rural sociology
女童子军 girl scouts
虐待与忽视儿童 child abuse and neglect

P

贫困与发展 poverty and development
评估 assessment

Q

欺诈 cheating
强奸危机 rape crisis
亲善家庭基金 good will family foundation
全球卫生保健问题 global health care problems
青少年 adolescents
青少年与吸毒 drug abuse and adolescents
青少年与怀孕 pregnancy and adolescents
青少年与自杀 suicide and adolescents

青少年越轨与矫治 Juvenile Delinquency & Counseling AU
青少年卫生保健服务 health care services of adolescents
情绪治疗 emotional therapy

R

退休 retirement
日间治疗 day treatment
弱势群体 vulnerable groups
人在情境中 person in situation
人口社会学 sociology of Population
认知治疗 cognitive therapy
认知行为治疗 cognitive behavioral therapy

S

骚扰 harassment
失恋 lost love
失业率 rate of unemployment
社会学 sociology
社会保障 social security
社会问题 social Issues
社会心理 social mental state
社会调查 society investigates, social research
社会公德 social morality
社会行政 social administration
社会立法 social legislation
社会政策 social policy
社会工作 social work
社会工作部 department of social work

社会问题 social issues
社会立法 social legislation
社会心理学 social psychology
社会学概论 introduction to sociology
社会学简论 brief introduction to sociology
社会工作者 social worker
社会统计学 social statistics
社会调查应用 the application for society investigates
社会问题研究 study on social problems
社会调查方法 methods of social research
社会工作概论 introduction to social work
社会性别研究 gender studies
社会工作实习 practice of social work
社会学理论专题 current issues in theories of sociology
社会学问题研究 research on problems of sociology
社会学研究方法 research methods of sociology
社会主义财政学 finance of socialism
社会学专题讲座 Issues of Sociology
社会工作者认证 certification of social workers
社会福利制度 the social welfare system
社会工作学士学位 bachelor of social work degree（BSW）
社会工作教育委员会 council on social work education（CSWE）
社会分层与社会流动 Social Stratification & Mobility
社会保障与社会福利 Social Security & Social Welfare
社会调查与研究方法 Social Survey & Research Method
社会统计与计算机应用 Social Statistics and Application of Computer
社会调查的理论与方法 Theories & Methods for Social Research
社会项目评估和统计指标 Statistical Indexes & Evaluation of Social Projects

社会主义各国政经体制讨论 Discussion on Political & Economic Systems in Socialism

社会统计分析与 SYSTAT 应用 Social Statistics Analysis & SYSTAT Application

社工导论 the introduction of social work

社工俱乐部 social workers´club

社区工作 community work

社区服务 community services

社区社会工作 community work

社区组织中的倡导 advocacy In community organization

社区组织中的行政 in community organization

社区参与 community participation

社区融合 community integration

生命周期概念 life cycle concept

数据分析技术 Statistical Package & Applications for the Social Sciences

受虐妇女 battered women

申请领养人 applicants for adoption

T

通才观 generalist perspective

弹性照顾 flex care

团体社会工作 group work

W

卫生保健 health care

卫生保健财务管理 Health Care Financing Administration（HCFA）

微观系统 micro systems

危机干预 crisis intervention

委员会运作 committee operation
文化失调 cultural dissonance
文化人类学 cultural anthropology
文化社会学 cultural sociology
未来社会工作中的倡导 advocacy in future of social work

X

协调 coordination
协办 collaboration
酗酒 alcoholism
兴奋剂 stimulants
吸入剂 inhalants
吸毒法庭 drug courts
吸毒治疗 drug therapy
心理咨询 psychological counseling
心理健康 mental health
文化社会学 cultural sociology
小组工作 group work
小组治疗 group therapy
小组心理治疗 group psychotherapy
行政 administration
行政的定义 defined administration
行政咨询 consultation in administration
行政分权 shifting power in administration
行政督导 supervision in administration
行政工作的合并 collaboration in administration
行政的基本假定与原则 Basic assumptions and principles of Administration ~
行为治疗 behavioral therapy

Y

抑郁 depression

越轨与犯罪社会学 sociology of deviance & crime

优选服务供给组织 preferred provider organizations（PPOs）

Z

咨询 consolation

镇静剂 sedatives

专业英语 English for sociology

折中主义 eclecticism

专业认同 professional identification

中观系统 mezzo systems

组织社会学 sociology of organization

宗教社会学 sociology of religion

政治社会学 political sociology

自由择校计划 freedom to choose plan

制度性种族歧视 institutional racism

中国社会思想史 history of social theories in China

整合社会工作实务 integrative social work practice

编写者

陈　波　上海市东方医院/同济大学附属东方医院社工部注册社工

沈宜君　上海市东方医院/同济大学附属东方医院社工部注册社工

陈美琴　上海市东方医院/同济大学附属东方医院社工部注册社工

参考文献

[1] Chan, C. L. W., Yu Chan & Vivian W. Q. L. (2002). Evaluating an empowerment group for divorced Chinese women in Hong Kong. Research on Social Work Practice, 12 (4), 558-569

[2] Lyons RF, Sullivan MJL, Ritvo PG. Relationships in chronic illness and disability. Thousand Oaks, CA, Sage, Hoffmann Press, Inc. IRWIN, 1995

[3] McHorney CA, Ware JE. Construction and validation of an alternate form general mental health scale for the Medical Outcomes Study Short Form 36-Item Health Survey 1 Med Care,1995

[4] M. J. Holosko & P. A. Taylor, Social Work Practice in Health Care Settings, Canadian Scholars' Press Inc, 1994

[5] Reid, Kenneth E. Social Work Practice with Group. ISBN 0-534-34548-4, 1996

[6] Smalley R E. Theory for Social Work Practice. New York: Columbia University Press, 1967

[7] Saleebey, D. (1996) The strengths perspective in social work practice: Extensions and cautions. Social Work 41 (3), 296-305

[8] 孟馥,张一奇. 论医院人文服务体系格局中的医务社会工作. 现代医院管理杂志,2009,7(3):1-4

[9] 陈丽云等. Social Work Intervention In Health Care,1997

[10] 陈丽云等. 长期病患者治疗小组导师手册. 香港复康会社区复康网络,1998

[11] 李增禄. 社会工作概论. 台北巨流图书公司,2002

[12] 廖荣利. 医疗社会工作. 台湾巨流图书公司,1991

[13] 刘继同等. 医疗社会工作. 高等教育出版社,2008

[14] 顾东辉. 社会工作概论. 上海译文出版社,2005
[15] 何明宝,高民政. 社会工作读本. 西安出版社,2003
[16] 黄协源. 社会工作管理. 扬智图书出版公司,1999
[17] 莫藜藜. 医务社会工作. 桂冠图书公司,1998
[18] 区月华,陈丽云. 医务社会工作. 台湾巨流图书公司,1996
[19] 秦燕. 医务社会工作. 台湾巨流图书公司,1996
[20] 沙依仁,江亮演. 社会工作管理. 台北五南图书出版公司,2004
[21] 徐永祥,张乐天. 社区发展论. 华东理工大学出版社,2001
[22] 于德华,张一奇. 现代医学人文服务体系的构建. 中国医院,2007,11(3):58-60
[23] 张雄. 个案社会工作. 华东理工大学出版社,2000
[24] 张乐天. 社会工作概论. 华东理工大学出版社,1999
[25] 张一奇等. 在现代化医院中开展医务社会工作的探讨. 中华医院管理杂志,2003,19(2):84-86
[26] 张一奇. 治疗性小组对患者的心理社会干预模式的研究. 社会工作,2009.10:29-31

跋

医院里，一位90岁的患者突然采取了割腕自杀的行为，医护人员担心患者自杀的原因是对医疗服务不满。抢救过来后，我们介入了安抚，也了解了实情。原来是老人常年住院，子女探望多聊天少，寂寥中产生了拖累家人的一念之差。于是，我们一边做跟踪疏导，一边与老人子女沟通，建议他们多陪老人，多找些话题跟老人聊聊。后来，老人生活质量改善了，脸上的笑容也多了起来，最终走出内心孤独。

——摘自医院社工手记

人与人的相互支撑，形成了社会。人与人交往的关联多了，层次多了，有了历史积淀，便开始依从约定俗成的社会伦理价值取向进行自我调整，循序渐进。

社会伦理价值会因地域文化不同和历史阶段不同呈现不同的表现方式，但都围绕着“善”的核心螺旋上升。这寻常似乎看不见的底线亘古不变，成为文明历史进程中的一道道坎。如果漠视这一底线的存在，维系社会稳定的经纬就会在不知不觉中失衡。近代史上，当社会形态向工业化、都市化转型，一个叫“社工”的群体开始倡导“助人自助”的公共意识，逐步形成一门帮助人们解决心理、行为和社会关系等方面问题的专业，被社会越来越广泛的需要。随着西医东渐，“医务社工”也在最早出现的那一刻，代表着一种文明进步，留在上海历史的记载中。

我们可以从史册上看到，当战争和灾情带来巨大伤害时，“社工”或“志愿者”们会自觉地站出来，维护社会公共利益，活跃在政府、社会福利、各类社会团体与组织、学校、医院、社区、法庭、监狱等机构，去关注那些生命遭受威胁的人。如今，随着“以人为本”理念深入人心，社会对尊重生命健康的关注度大大提升，新医改倡导的公益化正为满足人民的需求营造了更宽松的背景，由此，在构建和谐医患关系的进程中，“医务社工”成了一个鲜明的风向标。

患者在就医过程中，尤其在那些医护人员顾不到的地方，往往也是被各种矛盾缠绕难以自拔之处。困惑、无助、焦虑的心理情绪，纷繁的社会、经济、家庭矛盾冲突，会不可避免地伴随疾患困扰医疗服务的顺利进行。面对陷于困境的患者，专心于诊疗的医护人员客观上的力不从心，也时常会影响到病家的感受和社会评价。实践证明：兼具医学和社会工作学背景的医务社工，根据合理需求全面介入医疗过程，参与从患者入院评估到出院随访的各个诊疗环节，能够有效弥合医患间一些亟待解决却又难以形成互动的空白地带。

医务社工和医院志愿者是连接医院与社会的桥梁，是和谐医患关系的润滑剂。开掘这一资源，可以从更细微之处体现医学伦理倡导的“尊重”、“公平”、“有利”，使医疗服务增加人性化的“厚度”，融入生物医学、心理学与社会人文因素于一体的新型医学模式。这支力量的终极目标，在于解决因疾病而引起的各种有关社会、经济、家庭、职业、心理等问题，使患者得以重新适应社会。可以看到，如今已有越来越多的人从“陌生”到“看好”，开始关注这支队伍的发展前景，从“观望”转变为“行动”。

特别需要明确的一点是，无论是“医务社工”，还是“医务志愿者”，进入医疗服务前，都首先要过医学伦理原则这道关。医务社会工作的基本职能是将人文关怀、全人的概念、社会福利和社会公平等价值观念与价值目标引入临床医疗服务过程中。患者的需求多元，每一个难题的妥善解决，都挑战着医务社工“应知”“应会”的综合素质。“尊重”、“公平”、“有利和不伤害”等元素构成的行为准则一定要通过充分培训得到强化。因为，人文关怀所包含的除了爱心、热心、耐心和帮助患者的专业知识，还要有医学伦理意识和一定的医院工作适应能力。只有以“既有良好的愿望，又有良好的效果”为前提，才能避免伤害，真正有效地改善医患沟通，缓解患者压力，减轻患者的身心痛苦，增强医患双方相互理解和信任。

医务社会工作领域很宽。在开放的社会中，医务社工展示的空间可以一环扣一环，在社会—医院—社会之间双向延伸，越来越多的医务社工和志愿者关联的健康维护链，可以织就一张社会化网络。在医院，医务社工和医务志愿者可与医学及涉及面非常广的各类医务工作者合作；在院外，他们可与政府官员、公共卫生和健康教育专业人员等合作，为健康科普、疾病预防、患者回归家庭和社会提供有针对性的服务。随着一体化和全科医生制度的推行，不同医院的医务社工可与其他领域社工关联起来，形成包括儿童服务、青少年服务、老人服务、妇女社会服务、康复服务、家庭服务、社会救助服务等方面的服务体系。一个优秀的社工和志愿者应该像患者的朋友，能协助患者处理由疾病引起的各种问题，成为患者和家属的好朋友，医生的好助手，护士的好伙伴。

然而，一个素养优秀的群体并非两三天能练成。要使医务社工早日形成"气候"，也取决于对医务社工和医院志愿者群体和个人足够的尊重和关注。无论他们在组织者、响应者、参与者和推动者等功能中扮演哪一种角色，其成长性和可持续性都来源于背后的长效机制和社会认同。由于我国医务社工的起步普遍较晚，还面临着社会知晓、运作机制、体制保障、专业人员群体、本土经验等方面的种种困难，医务社工的路还会有很长一段路要走。

我们希望早一些看到这种景象：无论是在一个医院，还是一个社区，当有人健康和生命受到威胁，情绪黯淡，感到无助，希望"借"社会一把力帮助自己"度过"难关的时候，一抬头，就能看到社工给予的"光亮"；一伸手求助，就会有志愿者热情相握。同样，如果社工能帮助更多暂时处在弱势低洼处的人看到希望，能在生命健康的渡口，帮人搭一下"便桥"和"小船"，达到彼岸，也会得到价值体现的莫大快乐。当这个整体在优化医患关系乃至社会管理中发挥出更积极作用，这便是最好的肯定与回报。

上海市医学伦理学会　**陈德芝**

后记

初识医院社会工作是在十年前一个“肿瘤患者的社会心理关怀”学术研讨会上，当时，我带着我的“白血病儿童和家长的心理卫生状况及干预”的研究报告参加交流，而东方医院社工部的同道介绍的是他们如何在医院开展医务社工和义工（现在称作医院志愿者）工作；当初，对他们讲的内容还有些懵懵懂懂，但深切地感受到那是一种在患者与医护之间、患者与医院之间、患者与家庭之间、患者与社会之间的专业工作，是一项十分有意义的工作。后来，我也成为了东方医院的一员，并有幸分管并参与社工部的工作，对在医院开展的医院社会工作和志愿者服务工作有了深刻的理解和认识。

记得在全市“关爱生命志愿服务在医院”的大会上，一位志愿者代表感人肺腑的发言：我是一名东方医院的义工，四年前，一纸诊断书将素与医院无缘的我一下子推向了死亡的边缘，我得了胃癌！我住进东方医院，对癌症的恐惧、对未来的迷茫、对家庭的愧疚，让我的心情十分悲观，情绪低落。医院社工部的社工小沈来到了我的病床前，倾听了我的述说，一句“我们与您一起面对疾病的挑战好吗?”让我看到了希望，感受到了温暖。几天后，两位身穿蓝马甲的义工来探望我，他们对我说：我们曾经也是肿瘤患者，不要怕，你一定会康复的。原来人生也可以别样的选择，同样活得精彩，在他们的陪伴和支持下，我艰难地完成了化疗，康复后的第一时间就赶到社工部报名，成为一名东方医院的义工。从此，门诊、病房和手术室都成为了我的工作岗位，每当听到患者一声真诚的感谢、目睹与我同样经历的病友重新扬起生命之帆时，我感悟生命扶助生命之伟大。今年2月我胃镜复查结果一切正常，感谢上苍，又长大了一岁，我四岁了，做义工已成为我的一种生活内容，一种生活态度，一种生活方式。

还记得一位患者出院时，给医院写来了感谢信，她要感谢社工部的社工在她生命最艰难时刻的悉心陪伴，她是一个外地来沪的产妇，产后大出血、DIC、休克，辗转产房、ICU和病房，除了医护人员的精心医治外，最让她难忘的就是社工在她床边的守候与陪伴，使身处生命危机时刻、绝望无助的她感受人间的温暖，重拾生命的信心，坚强地活下来。

每每提起医院社工部、提起社工部的同事，我都会情不自禁地从心底里涌出一种骄傲、自豪和充实的感觉，她们像辛勤的园丁，在医院服务的土地上默默地耕耘着，她们像勤劳的小蜜蜂，在医疗过程的空间里采花酿蜜，小部门办大事，她们的工作一点都不逊色于医生和护士，甚至可以做医生和护士也无法办到的事。平日里，在门急诊诊疗过程中的每一个环节，在病房、手术室、监护室的每一个角落，都会看到他们忙碌的身影，要么她们下病区、进病房，探访那些期待社会心理关怀而医护人员无暇顾及到的患者；要么他们为那些康复中的患者举行小组活动，分享抗病经验，激发内在潜能，相互鼓励，增强信心，回归社会；要么她们下社区做调研，为百姓带去医学资讯，为医务人员扩展健康教育的空间；招募培训医院志愿者同样是她们最主要的工作之一，1 800 名志愿者在社工部注册，服务累计时间达到15 万小时，志愿者们在医院的工作，帮助了别人，升华了自我，成为医院一道亮丽的风景线；爱心慈善也是社工部最有价值的工作，通过爱心捐助、慈善公益项目，社工部运作的慈善基金超过了3 000 万，所有的善款都用在了那些贫穷的、边远地区的、需要救助的病孩和老人身上；她们还在病区里用从员工那里募集来的玩具、书籍，为病患的儿童建立起了爱心乐园；她们还在门诊大厅举办了“春从东方来慈善义演”，来自海外的艺术家与医院志愿者同台献艺……正是这样的一群人，给患者带来了情感的支持、信息的资讯和社会的关爱，在医患之间架起了桥梁，融洽了医患关系，弘扬了全人关怀的医学人文精神。患者需要他们，医院需要他们，社会更需要他们。

2006 年我去台湾学术交流，专门去高雄医科大学附属医院的社工部进行了访问，宽敞的办公室里，几十位社工各自忙碌着，社工部的主任告诉我，他们是按照每 100 张病床配备 1 名社工的比例设置医院社工部的，他们的工作已渗透到患者的入院评估、出院评估、治疗评估等医疗程序当中。在美国，有执照的社会工作者超过心理医生、精神科医生以及心理治疗护士的总和。时不我待，从 2008 年开始，我们就申请了上海市和国家级的继续医学教育项目，近 300 位来自本地和国内其他医院的同行参加了培训，普及我们的医务社会工作模式，交流我们的经验，拓展我们的发展空间，让更多的人认识和了解医务社会工作。

生物—心理—社会医学模式顺应了现代医学和社会学交互发展的共同需要，医学服务模式转变的时代已经来临，而这正是医务社会工作蓬勃发展的必然前提。如今，这本历经半年时间与同事们一起撰写的《医务社会工作与医院志愿者服务实用指南》终于付梓了，尽管还有很多稚嫩之处，但作为第一本专业指导性书，希望供更多的同道参考、学习，将医务社会工作与医院志愿者服务工作更好地种植在医疗卫生系统的土壤中，生根、发芽、开花、结果。

借此，感谢为本书献力的每一位同事。感谢复旦大学社会工作系、华东理工大学社会工作系、同济大学的范斌教授、沙卫博士和于德华教授，感谢上海交通大学附属儿童医学中心、徐汇区中心医院的同道，感谢上海市卫生局宣传处的刘雪梅女士，更要感谢上海市卫生局和市文明办的领导。还要感谢在东方医院社工部实习的复旦大学、上海师范大学、上海政法大学的同学们。

孟　馥

2011 年 8 月

图书在版编目(CIP)数据

医务社会工作与医院志愿者服务实用指南／孟馥，王彤主编．—上海：文汇出版社，2011.9
ISBN 978-7-5496-0294-0

Ⅰ．①医… Ⅱ．①孟… ②王… Ⅲ．①医院—社会工作—中国—指南 ②医院—志愿—社会服务—中国—指南 Ⅳ．①R199.2-62

中国版本图书馆 CIP 数据核字(2011)第 181693 号

医务社会工作与医院志愿者服务实用指南

刘中民　名誉主编
孟馥　王彤　主编

责任编辑／竺振榕
装帧设计／郭天容
出版发行／文匯出版社
上海市威海路 755 号
（邮政编码 200041）
经　　销／全国新华书店
印刷装订／上海双宁印刷有限公司
版　　次／2011 年 9 月第 1 版
印　　次／2011 年 9 月第 1 次印刷
开　　本／890×1240　1/32
字　　数／192 千字
印　　张／7.5
印　　数／1－5000
ISBN 978-7-5496-0294-0
定　　价／32.80 元